MANUEL

PRÉSERVATIF ET CURATIF

DE LA PESTE.

MANUEL

PRÉSERVATIF ET CURATIF

DE LA PESTE,

SUIVI

D'UN PRÉCIS

SUR LA FIÈVRE JAUNE,

Par M. MARTIN DE S.ᵗ-GENIS

DOCTEUR EN MÉDECINE DE L'UNIVERSITÉ DE MONTPELLIER, AGRÉGÉ AU CI-DEVANT COLLÉGE DES MÉDECINS DE LYON, ANCIEN PROFESSEUR D'ACCOUCHEMENT POUR L'INSTRUCTION GRATUITE DES SAGES – FEMMES DE LA CAMPAGNE, ANCIEN MÉDECIN DE L'HÔPITAL-GÉNÉRAL DE LYON, ANCIEN MÉDECIN EN CHEF DE L'HOSPICE DE L'ANTIQUAILLE ET DU LYCÉE DE LYON, ANCIEN MEMBRE DU COMITÉ DE VACCINE DE LYON, ET MEMBRE DU JURY DE MÉDECINE DU DÉPARTEMENT DU RHÔNE.

Pestis provisa facilè vitari potest : nullam adversus pestem præsentiùs remedium comprobavit usus, quam sana corpora tueri ne inficiantur.

GASTALDI.

LYON,

DE L'IMPRIMERIE DE S. DARNAUD,

place Louis-le-Grand, façade du Rhône, n.° 8.

1822.

LA PESTE.

CHAPITRE PREMIER.

La peste est le plus grand de tous les maux qui affligent la nature : dans les monumens de l'antiquité la plus reculée nous trouvons ce fléau qui ravage la terre et qui semble, avec les guerres, borner la multiplication du genre humain.

La peste attaque l'homme d'une manière cruelle et subite ; son venin est si prompt, et se glisse si rapidement dans nos veines que, se sentir blessé et mourir, c'est l'ouvrage d'un instant ; il attaque immédiatement le principe de la vie , il tue l'homme , infecte les villes , les campagnes et les moissons ; désole les familles , dépeuple les provinces et les villes , détruit la société, anéantit tout. Sa seule apparition jette l'épouvante et l'horreur , brise les liens de la nature , du sang , du devoir et de l'amitié ; le père abandonne ses enfans , les enfans abandonnent leur père , chacun s'isole et ne vit plus que pour lui ; et quelquefois l'homme se fait un devoir de mourir seul et sans secours pour ne pas infecter celui qui lui tend une main secourable.

Si de toutes les maladies qui affligent l'espèce humaine, il n'en est point d'aussi cruelle que la peste, il n'en est point heureusement d'aussi rare. Elle a cependant paru dans le dernier siècle plusieurs fois en Europe ; elle a régné à Lyon en 1628; à Marseille, Toulon, Aix en 1720 ; en Russie en 1771. D'après l'observation il semblerait que cette affreuse maladie ne laisse jamais écouler plus d'un siècle pour ravager l'Europe. (*Voyez Papon.*)

Un très-grand nombre d'auteurs ont écrit sur la peste, ils ont laissé régner dans leurs ouvrages une grande incertitude sur la nature de cette maladie, son origine ; sur la manière dont elle se communique et sur les remèdes propres à la combattre : cette incertitude, la crainte de la voir reparaître en France m'ont déterminé à analyser ces mêmes auteurs pour en concilier les opinions, ou tirer une doctrine instructive, et établir une méthode préservative et curative à la portée de tout le monde.

J'ai rédigé cet opuscule et je l'ai livré à l'impression dans l'intention de mettre cet ouvrage entre les mains de tous mes concitoyens, afin qu'ils puissent le consulter pour reconnaître cette affreuse maladie, employer de suite et de leur propre mouvement les moyens nécessaires pour l'éloigner et la dompter, si jamais elle nous affligeait, et pour n'être pas surpris ni effrayé des mesures que prend le gouvernement dans ces malheureuses circonstances.

Avant de donner la définition de cette maladie, sa description, son diagnostic, pronostic et curation, il est nécessaire de présenter quelques notions préliminaires et préparatoires qui disposeront le lecteur à l'étude de la partie prophylactique.

CHAPITRE II.

DES VIRUS-VENINS.

Il n'est pas hors de propos d'expliquer ce que les médecins entendent par virus, venin, miasmes, éfluve, contagion, infection. C'est sur ces di érences essentielles à connaître qu'est basée la méthode préservative que nous conseillerons dans le traitement de la peste et de la fièvre jaune.

Le plus grand nombre des médecins nomment virus et venin une matière, jusqu'à ce moment inconnue, qui agit sur les corps vivans de manière à produire des maladies toujours les

mêmes, soit qu'ils aient été introduits naturellement par le contact ou la naissance, soit arti-
ficiellement à l'aide de telle ou telle opération : ces
virus sont le siphilique ou vénérien, le variolique
le vaccin, le rachitique et le scrophuleux.

Dans la classe des venins on peut mettre les
venins de la vipère, de l'hydrophobie, (*quoiqu'il
ait été nié*) et d'autres animaux venimeux ; les
venins de beaucoup de plantes qui, ainsi que
les venins des animaux et les autres virus, produisent constamment les mêmes phénomènes
morbides de quelque manière qu'ils aient aussi
été introduits dans le corps vivant. Ces virus
ou venins sont absolument distincts des autres
corpuscules ou miasmes qui peuvent produire
des maladies épidémiques et malignes. Ceux-ci
formeront une seconde classe, telles sont les
émanations qui s'élèvent des marais, des eaux
stagnantes, des remuemens de terres, et qui
produisent des épidémies très-pernicieuses qui,
à raison de leur malignité, de la rapidité avec
laquelle elles se propagent, et de la grande
surface de pays qu'elles parcourent, ont été
regardées comme pestilentielles. Ces émanations
à raison encore de leur grande masse, et parce
qu'elles résistent long-temps à l'action de l'air
avant de se décomposer ont été appelées par
quelques médecins modernes *éfluves*, pour les
distinguer des émanations qui s'élèvent des corps

en putréfaction et des corps vivans entassés dans un endroit resserré. Celles-ci formeront la troisième classe ; enfin nous rangerons dans la quatrième classe les émanations qui s'exhalent des souterrains où la lumière et l'air atmosphérique ne pénètrent jamais , des fermentations vineuses, de la combustion des charbons de bois. Les émanations de nature galeuse méphitisent l'air , le rendent impropre à la respiration et à la combustion , font périr presque subitement les animaux ; mais elles ne produisent jamais des maladies épidémiques.

Les émanations putrides provenant des corps vivans encombrés dans un endroit mal-propre , et dont l'air se renouvelle difficilement sont les causes des maladies malignes , et qui passant avec rapidité d'un individu à l'autre, ont été regardées comme pestilentielles , telles que les fièvres des prisons , des camps et des hôpitaux. Ces mêmes émanations putrides produisent la plupart des épizooties. Il est à remarquer que les animaux vivans encombrés, et dans les mêmes proportions, infectent moins l'air que les hommes.

CHAPITRE III.

INFECTION , CONTAGION.

———

JE vais aborder la question sur le mode de transmission des maladies produites par les émanations putrides et pestilentielles ; n'osant prononcer, je me contenterai seulement de rapprocher les diverses opinions pour en tirer des conséquences nécessaires et utiles pour le traitement préservatif et curatif.

Les médecins anciens et surtout les modernes qui, par leur science, leur pratique et leurs observations peuvent faire autorité, ont admis dans les maladies pestilentielles deux modes de transmission, *celui d'infection* et *celui de contagion;* pour vous entendre, définissons bien les mots *infection* et *contagion.*

Afin de parvenir à ce but, je me suis permis d'employer une nouvelle expression parce que j'ai pensé qu'elle aiderait à l'intelligence des définitions, et qu'elle faciliterait le langage de la science en le rendant plus clair et plus précis.

Nous entendrons par le mot *infection* le mode de transmission de la maladie d'un sujet à un autre à l'aide de l'atmosphère infectée dans laquelle est plongé le corps qui la reçoit

nous appellerons cette atmosphère centre d'infection : ce centre d'infection peut exister dans
l'homme vivant, l'homme mort, hardes, marchandises, bâtimens et autres lieux ; il peut être
transporté à de très-grandes distances, et après
un long espace de temps, sans rien perdre de sa
nature et de son activité, à moins qu'il n'ait été
exposé à l'action d'un air pur et agité, et produire
les mêmes maladies ; il prendra même une nouvelle
activité par sa multiplication, l'expérience ne le
prouve malheureusement que trop.

Nous dénommerons ces maladies infectieuses
parce qu'elles sont produites par infection ; cette
nouvelle dénomination fera sentir de suite la
différence de celle-ci, d'avec les maladies contagieuses ou maladies produites par contagion.

Le mode de transmission des maladies contagieuses est le contact immédiat des objets contagiés par un corps sain animé ou inanimé.
L'air ne peut transmettre ces dernières maladies,
et conséquemment elles ne présentent point
de centre d'infection, mais des miasmes ou
corpuscules contagiés et adhérens à différens
corps qui réunis créent, si je puis le dire, le
virus contagieux ou pestilentiel proprement dit.
L'observation semblerait indiquer des cas où les
maladies se transmettent par les deux modes, ainsi
qu'on a cru l'observer dans la fièvre jaune ; c'est
vraisemblablement ce double moyen de propa-

gation qui a divisé les médecins dans leur doctrine, et qui a établi deux systèmes, celui de contagion et celui d'infection. Nous pourrions dénommer ce double mode *infectioso - contagieux*. Cela paraît d'autant plus vraisemblable qu'on a quelquefois vu la même maladie se communiquer dans un endroit par contagion, et dans un autre par infection pendant la même épidémie et dans les mêmes lieux, et surtout lorsque l'épidémie est dans sa vigueur. Au surplus ces différences n'apportent pas de grands changemens dans le traitement, et ne sont de quelque importance que dans les moyens préservatifs.

Ne pourrait-on pas croire encore qu'une maladie infectieuse, transportée à l'aide de son centre d'infection dans un pays sain et bien aéré, perd toute activité d'infection, pour ne plus conserver que celle de contagion ?

Dans les contrées où sont placés naturellement les grands reservoirs d'infection, et où les émanations considérables qui s'en élèvent à certaines époques de l'année, et sous l'influence convenable de l'atmosphère, doivent nécessairement affecter à la fois un si grand nombre d'individus que la maladie doit être considérée comme épidémique, parce que le mode de contagion ne peut être reconnu et distingué de l'infection générale ; mais au contraire ce mode de contagion s'aperçoit facilement lorsque la maladie , transportée hors du centre général d'infection et dans un pays sain et éloigné , se transmet lentement d'un individu à un autre , par le contact de malade à malade , ou par le contact d'objets contagiés.

Les auteurs infectionistes font naître la fièvre jaune , ainsi que toutes les autres maladies épidémiques et pestilentielles dans les pays marécageux , présentant de grands foyers d'infection , et sous un climat chaud et humide tel que l'Egypte , l'Afrique , l'Amérique. En admettant cette origine comment expliquer sa translation dans des pays fort éloignés , et hors de l'atmosphère de putréfaction ? Il faut donc que la maladie y ait été apportée par quelques corps infectieux en parlant toujours leur langage , et que par une cause inconnue la maladie se soit développée et propagée d'un individu à l'autre. Cette propagation est-elle produite par contagion ou par infection ? Voilà encore la question qui divise les auteurs qui ont traité cette maladie ; ils allèguent tous , et surtout les contagionistes des raisons assez concluantes tirées des faits.

La fièvre jaune ne peut aussi être apportée dans une contrée salubre que de deux manières, ou par un virus adhérant à des corps, ou par un centre d'infection adhérant également à des corps animés ou inanimés. Ces deux principes morbifiques n'attendent plus qu'une occasion favorable pour se développer et se propager. Au surplus que la maladie se propage à l'aide du virus ou de ce centre d'infection , les moyens pour les combattre et que proposent les médecins de l'un et de l'autre sentiment sont les mêmes ; changement d'air , ventilation des objets conta-giés ou infectés des infections par divers parfums , propreté , isolement des malades ; il ne restait plus aux infectionistes que de proposer les Laza-rets et les sequestres qui conviennent, et surtout dans le début de la maladie , et dans un pays où elle a été transportée et lorsqu'elle n'a fait périr qu'un petit nombre d'individus.

Nous avons dit plus haut qu'il serait possible que par l'influence d'un nouveau climat, par la transmission repétée d'individus à individus , et surtout par l'action de nos organes altérés par l'impression de ces miasmes délétères , et qui ne donnant plus que des sucs mal élaborés et viciés, donnent naissance au virus contagieux et pes-tilentiel.

Quelques médecins rejettent toute idée de virus (1) , ils les regardent comme des êtres imaginaires, et attribuent à la modification de nos

____

(1) Voyez l'article virus par M. Montfalcon , dans le dictionnaire des sciences médicales.

humeurs consécutives , à l'altération de nos organes , tous les phénomènes morbides qu'on attribue aux virus.

CHAPITRE IV.

DU VIRUS DE LA PESTE.

DANS les chapitres précédens nous avons classé les virus , les venins , les miasmes contagieux et pestilentiels d'après leur manière d'agir , car on ne peut les classer d'après leur nature , puisqu'elle nous est inconnue , ni d'après les accidens qu'ils produisent , puisqu'ils varient prodigieusement dans leurs effets. Nous allons dans ce chapitre parler spécialement du virus pestilentiel , de son mode de contagion ; l'expérience , l'observation et la manière dont il passe d'un individu à l'autre , nous guideront dans nos recherches ; cela bien connu , il sera facile d'attaquer ce cruel ennemi , de le sequestrer et de l'étouffer dans son berceau.

Des recherches sur sa nature seraient très-utiles pour trouver des moyens curatoires spécifiques , mais il est si subtil qu'il échappera toujours à l'observateur ; ne pouvant le combattre de ce côté , il faut donc le combattre d'une autre manière ; lui présenter des barrières insurmontables, c'est le mettre dans l'impuissance de faire le mal. C'est le but principal de cet ouvrage , la partie préservative est plus importante que la partie curative à raison du peu de succès qu'ont obtenu les remèdes employés jusques à ce jour.

Quelle est la nature du virus pestilentiel ? On peut avouer qu'elle est absolument inconnue. Est-il d'une nature alcaline , ou d'une nature acide ? Est-il composé de parties fluides , ou de parties solides , ou d'animalcules infiniment petits ? Les médecins , physiciens , chimistes n'osent prononcer. Ce venin est impalpable , il échappe à toutes les expériences , si enveloppé de pus il paraît maniable , il ne l'est qu'à l'aide de son enveloppe grossière dont il se débarasse , pour échapper si on fait quelques tentatives pour l'étudier et l'analyser.

Veut-on le reconnaître dans les effets qu'il produit , c'est encore un Prothée qui paraît sous mille formes ; veut-on le reconnaître à l'aide des remèdes qu'on administre , autres difficultés aussi insurmontables que les premières. Les remèdes qui le combattent chez l'un ne peuvent l'éteindre chez l'autre , ou lui donnent de l'activité chez le troisième. La nature elle-même, épouvantée chez tous les individus qu'elle attaque, chancelle ; elle ne sait quelles armes employer pour le repousser , elle se laisse abattre ; aussi le délire et le désespoir s'emparent-ils presque toujours des malades, et la terreur, ajoutée à la malignité de ce venin, porte souvent le dernier coup.

A le juger par ses effets, ce venin est d'une nature infiniment subtile, adhérant avec plus de facilité et de ténacité à certains corps qu'à d'autres ; pouvant y rester attaché pendant plusieurs années sans rien perdre de ses qualités nuisibles ; pénétrant facilement le corps vivant de l'homme ; ne se communiquant à lui que par le contact (1) ; s'usant par la transmission d'un individu à l'autre, se détruisant lui-même avec sa propre victime. (*Les cadavres froids, suivant quelques auteurs, ne peuvent communiquer la peste*) ayant pour le plus puissant antidote l'air qui le dévore en l'agitant, et qui le détruit enfin avec plus ou moins de temps suivant ses variations et sa température (2) ; vérité démontrée de nos jours d'après les observations et les faits, par le docteur Samoilowitz, médecin russe, qui a vécu au milieu des pestiférés pendant plusieurs années, qui a dit aussi que l'air ne transmettait point le virus pestilentiel, et qu'il ne passait

---

(1) Dissertation d'Astruc sur la contagion de la peste, imprimé en 1724.

(2) Il paraît que la peste de Russie ne dut sa fin qu'à un degré de froid excessif.

d'un individu à l'autre que par le contact , ainsi que nous le démontrerons dans les chapitres suivans.

CHAPITRE V.

DE L'ORIGINE DE LA PESTE.

Si la nature du miasme pestilentiel nous est inconnue , l'endroit où il prend naissance et ce qui le produit le sont également.

Plusieurs auteurs recommandables assurent que les miasmes de la peste nous sont apportés des climats chauds d'où ils tirent leur origine , et qu'ils règnent toujours en Asie , en Egypte et les autres parties de ce continent. D'autres auteurs pensent qu'ils ne peuvent être produits dans diverses contrées de l'Europe à la suite de l'infection de l'air produite par la putréfaction des corps des animaux , par le desséchement des marais , par les pluies continuelles , les variations extraordinaires de l'atmosphère , la chaleur excessive , par les guerres sanglantes qui amènent la dépopulation , détruisent l'agriculture si nécessaire à la salubrité de l'atmosphère (1). Les

---

(1) Sentiment de Papon.

pestes sont cependant arrivées quelquefois dans les saisons les plus abondantes et les plus riantes.

Quelques-uns pensent que le virus de la peste peut être produit par les épidémies dégénérées et devenues malignes , telles que les fièvres intermittentes pernicieuses , à la suite desquelles parut la peste en Angleterre dans les années 1665, 1666 (1).

Quoiqu'il paraisse que le principe de la peste soit plus répandu dans les pays chauds ; je pense qu'il est très-possible que par le concours physique et chimique de plusieurs matières propres à produire le venin de la peste , il puisse naître en Europe , et surtout dans la partie méridionale sans y être apporté. Papon prouve jusques à l'évidence qu'il n'a pas toujours été apporté d'Asie ou d'Afrique lorsqu'il a ravagé l'Europe.

____

(1) Sentiment de Sidenham.

CHAPITRE VI.

DES PHÉNOMÈNES DU VIRUS PESTILENTIEL.

LE virus pestilentiel trouve, ainsi que quelques autres virus tels que le vénérien, le variolique, etc., des sujets qu'il ne peut pénétrer et affecter.

Le médecin *Paris*, dans son ouvrage sur la peste, donne quelques détails intéressans sur ce virus dans la neuvième observation de la préface : Voici ce qu'il dit :

« Lorsque la petite-vérole règne dans un pays
» de Turquie, la peste ne fait aucun ravage.
» S'il arrive un pestiféré dans le temps d'une
» épidémie variolique, il est certain que la peste
» ne s'étend pas au-delà du quartier ou ce
» pestiféré habite.

» Si le pestiféré vient loger dans une maison
» où il se trouve des enfans attaqués de la
» petite-vérole, la peste finit, et le venin
» disparaît sans infecter d'autres personnes.

» Une personne attaquée de petite-vérole ne
» peut recevoir la peste.

» Les personnes qui soignent des enfans atta-
» qués de petite-vérole ne sont point attaqués de
» la peste.

» Lorsque la peste a cessé dans ce pays la pe-
» tite-vérole commence, et fait pour lors de grands
» ravages; presque tous les enfans meurent s'ils
» ne sont pas inoculés.

» La petite-vérole paraît régulièrement à Enos,
» (ville où il a observé ces phénomènes), de 7
» en 7 ans; cette époque est sûre et les habitans
» ne sont jamais trompés dans ce calcul.

D'après ces observations, le virus variolique
est un obstacle à la propagation du virus pestilentiel, il semble même le neutraliser : pourquoi
n'emploierions-nous pas l'usage de l'inoculation
générale de la petite-vérole chez les enfans pour
établir une épidémie variolique, qui arrêterait les
progrès du virus de la peste, le neutraliserait et
ferait cesser ce terrible fléau dès son début. Dans
une maladie aussi affreuse que la peste, il faut
mettre en usage tous les moyens que l'observation
et les faits semblent indiquer, et l'inoculation que
je propose n'étant point un remède violent doit
être tenté. Il faudrait connaître la nature de ces
virus pour rendre compte de leurs étonnans phénomènes qui, réunis à tous ceux que présentent
les autres virus, jettent l'observateur dans l'éton-
nement sans l'instruire.

Un médecin grec, dans une dissertation écrite
en 1724, démontre, d'après l'observation, que
le virus psorique et le virus vénérien neutralisent
le virus pestilentiel, ou s'opposent à son intro-

duction, puisque les personnes attaquées de la gale ou de la vérole ne peuvent être infectées par la peste. Moyens de neutralisation qu'il convient encore de tenter.

D'après ces observations il ne doit pas paraître étonnant que le virus vaccin neutralise le virus variolique, et celui-ci le virus pestilentiel.

C'est d'après ces mêmes principes qu'on avait tenté de neutraliser le venin de la rage par celui de la vipère : l'expérience n'a point confirmé cette prétendue découverte, et de trois hydro-phobes que j'ai vu mordre par des vipères, aucun n'en fut guéri, ni en éprouva du soulagement. Ils périrent tous dans les angoisses les plus af-freuses, et il paraît même que le venin de la vi-père ajoutait à la malignité de celui de l'hydro-phobie, ou que le malade devint la victime de l'un et de l'autre tout à la fois.

Plusieurs médecins anciens ont avancé dans leurs écrits que pendant les ravages et la durée de la peste, l'homme ne pouvait être atteint par aucune autre espèce de maladie, et que la peste aimait à dominer toute seule. Il est plus raison-nable de penser que les maladies arrivent à ceux qui y sont disposés en temps de peste comme dans un autre; mais dans ce temps-là, la peste est prédominante, son funeste venin s'unit avec les principes des autres maladies, leur communique son caractère de malignité, les couvre, les déguise et les transforme en elle-même ; en conséquence, chacun a la peste avec la maladie qu'il devait avoir. Ainsi la peste est à l'un avec dyssenterie, à l'autre avec inflammation de poitrine, à celui-ci avec phrénésie ; à celui-là avec apoplexie, au quatrième avec léthargie, au cinquième avec des retours périodiques et semblables à ceux de la fièvre intermittente.

C'est cette combinaison des principes de maladies, et leurs complications qui apportent tant de diversité dans les symptômes accessoires de la peste, de difficultés dans le prognostic, d'incertitude dans l'emploi des remèdes, et enfin tant de variétés dans leurs effets.

Les étonnantes variétés de cette maladie, à raison de ses complications, font croire qu'il faudrait presque autant de méthodes qu'il y a d'espèces ; je pense que c'est une erreur : le venin de la peste est unique, et le remède pour le combattre doit être un. La diversité de ses symptômes et accidens provenant de sa complication avec d'autres maladies, des dispositions particulières du sujet, et des affections de l'âme ne doit point servir de règle absolue pour le traitement, mais seulement déterminer le médecin à apporter quelques modifications dans le traitement de la maladie.

Ne voit-on pas le principe de la fièvre intermittente se combiner avec les principes d'autres maladies, et apporter un si grand chan-

2.

gement dans le caractère essentiel de la fièvre, qu'il faut toute la sagacité et toute l'expérience d'un médecin habile pour deviner la nature de la maladie et la combattre par l'usage du quinquina, dont l'effet merveilleux fait cesser sur-le-champ tous les accidens qui ne ressemblaient en rien à ceux de la fièvre intermittente, tels qu'un crachement de sang, la toux, la dyssenterie, la paralysie, etc.

Un jeune homme, au neuvième jour de petite-vérole confluente, dans l'automne, fut saisi d'un frisson vers les 3 heures après-midi, avec affaissement des pustules, disparition du cercle rouge, anxiété précordiale; il a fallu ranimer les forces avec un puissant cordial, et lui donner le quina à forte dose pour prévenir un nouvel accès et lui sauver la vie.

Les différences que présente la peste dans ses symptômes, peuvent encore provenir des parties affectées par le virus pestilentiel. Si ce venin, après son introduction dans la circulation du sang, se dépose sur l'estomac et les intestins, il produira les vomissemens, les dyssenteries, une colique violente, seul symptôme qui accompagna la peste, dont *Paul d'Aegine* nous a laissé la relation. Si le venin se dépose sur le cerveau, il produira les douleurs aiguës de tête, le délire, la phrénésie, les morts subites; s'il frappe le poumon, la toux, l'oppression, les suffocations, les

crachemens de sang ; s'il frappe la membrane pi-
tuiteuse, il donnera lieu à des éternuemens mortels ; ainsi qu'il arriva dans la peste qui désola la
ville de Rome en 591, (d'où est venu l'usage de
dire à ceux qui éternuent, Dieu vous bénisse) ;
il peut encore attaquer le gozier, comme il arriva
dans la peste qui affligea Rome en 856 ; les yeux,
ce qui produit aveuglement soudain.

Vanhelmont dit avoir trouvé dans l'estomac
d'un homme mort de la peste, trois escarres noires,
de même que s'il eût été empoisonné par un poison
corrosif.

Diemerbroeck a trouvé aussi une masse noire
comme un charbon, près de l'orifice de l'estomac,

Barbette rapporte les mêmes faits.

D'autres auteurs ont vu des pustules noires,
sèches, carbonculeuses, dans les intestins, dans le
poumon, sur les membranes du cerveau et d'autres parties internes ; la gangrène dans les entrailles, et des impressions gangreneuses sur les
gros vaisseaux.

CHAPITRE VII.

DE LA MANIÈRE DONT LE VIRUS PESTILENTIEL SE TRANSMET.

La peste se communique-t-elle par le contact, ou par l'air, ou par le contact et l'air tout à la fois ? pour prononcer il ne faut que consulter l'expérience, et l'observation.

Presque tous les anciens médecins ont dit que la peste se commaniquait par l'air et le contact, c'est-à-dire en maniant et touchant des choses pestiférées ; par la respiration à l'aide de l'air, et par la digestion à l'aide des alimens.

Samoilowitz, médecin russe, qui pendant plusieurs années a donné des secours aux pestiférés et vécu au milieu d'eux, lorsque cette épidémie ravageait *Moscou*, la *Valachie* et d'autres endroits de la Russie, a observé que la peste ne se communiquait absolument que par le contact, et jamais par l'intermède de l'air. D'autres auteurs sembleraient indiquer dans leurs ouvrages les mêmes faits. Voyez la dissertation sur la contagion de la peste, par Astruc.

Le virus ou venin pestilentiel, ainsi que je l'ai dit plus haut, s'attache et adhère avec force à presque tous les corps qui nous environnent; mais plus particulièrement aux hardes, aux laines, aux pelleteries, au coton, fil, soie et papier : une fois que ces corps sont imprégnés du virus pestilentiel, ils peuvent le conserver très-long-temps; pendant un demi-siècle même s'ils ne sont point exposés à l'air, et produire la peste s'ils sont touchés par quelqu'un au bout de ce temps-là.

Ingrassias raconte qu'à Milan un sacristain tira de derrière un vieux coffre de la sacristie une corde qui avait servi à l'enterrement des pestiférés, dans une peste éteinte depuis vingt-cinq ans; qui fit périr cinquante mille personnes. Les habits d'un potier d'étain pestiférés donnèrent la peste à *Toulouse* en 1607. Les habits d'un soldat polonais la communiquèrent dans la ville de Lyon en 1628. La contrebande des marchandises la mit dans Marseille.

Nous voyons par ces observations que le virus de la peste peut se tenir caché très-long-temps; et être transporté dans les pays les plus lointains à l'aide des différens corps infectés, sans cesser d'être meurtrier pour l'espèce humaine. Telle est la source qui infecte si souvent *Constantinople* et toute la Turquie européenne : les turcs tirent des marchandises de l'Egypte et de l'Asie sans aucune précaution, sans les exposer à l'air ou les purifier; en cet état, il suffit qu'une seule personne les touche pour causer l'infection; c'est ce qui arrive dans ces malheureuses contrées, ce qui entretient la peste et la rend pour ainsi dire endémique.

Dans la *Valachie*, la *Moldavie* les habitans ont-ils une personne attaquée, ils la mettent hors de la maison, la nourrissent jusques à la terminaison de la maladie, et ils lui rendent tous les services ordinaires sans la toucher. Par cette précaution, la maladie se borne au sujet, ce qui n'arriverait pas si l'air empestait. Si le malade se rétablit, on le lave plusieurs fois dans la rivière, ainsi que ses hardes si elles sont bonnes, si elles sont mauvaises on les brûle.

Voici ce que dit *Samoilowitz* : la peste entre de lieu en lieu, de région en région, par des hardes ou marchandises empestées : malheur à celui qui les touche le premier, la maladie le saisit, pour attaquer ensuite tous ceux qui le toucheront.

« Quand par le contact le virus de la peste
» s'est insinué dans un sujet grand ou petit, il
» ne le tue jamais subitement comme on le pré-
» tend ; il séjourne dans ses humeurs jusqu'à
» deux, quatre, six, douze ou quinze jours sans
» se manifester au dehors par des symptômes
» assez graves pour reconnaître l'infection ; qu'ar-
» rive-t-il de-là, c'est que malgré quelques foi-
» blesses et quelques mal-êtres, qui n'indiquent
» point la nature du mal, on vaque chacun à ses

» occupations ordinaires, les femmes au détail
» du ménage, les enfans aux jeux avec d'autres
» enfans, les relations civiles vont leur cours
» ordinaire, et ceux qui pour lors se trouvent
» avec les personnes déjà infectées de la peste,
» qui se sont assis près d'elles, qui les ont touchées,
» qui ont couché dans leurs lits, reçu quelque chose
» de leurs mains, enseveli des cadavres pesti-
» férés, pris après leur mort de leur argent, de
» leurs hardes, enfin toute autre chose de leurs
» maisons, ou si les enfans ont joué avec un
» autre enfant empesté, ou même si ayant les
» pieds nuds ils ont marché sur les pas des
» pestiférés; dans ces circonstances et mille
» autres on ne peut douter qu'ils n'aient
» reçu la contagion de la peste sans qu'ils le
» sachent eux-mêmes. Il est vrai que n'étant pas
» provenue d'un corps déjà accablé sous les
» symptômes graves de la peste, elle ne se ma-
» nifeste pas subitement, et présente moins de
» danger. Tous les auteurs s'accordent à dire
» que dans le commencement et vers la fin de
» la peste, en quelque lieu que ce soit, les
» attaques de cette maladie ne sont ni aussi
» vives ni aussi multipliées que dans son milieu.

Riow, petite ville, eut le malheur d'être
empesté pour la deuxième fois, malheur qui
cessa bientôt. La maison fut séquestrée dès que
ceux qui l'habitaient furent morts; les meubles,

les hardes , la maison , tout fut brûlé. Ceux qui avaient servi les pestiférés firent quarantaine dans des lieux convenables , et le mal fut étouffé à sa naissance.

Dans toutes les grandes villes infectées , tous ceux qui s'isolent et ne communiquent plus en aucune manière avec la société ou sans beaucoup de précaution , ne sont jamais affectés de la peste, quoiqu'ils vivent cependant au milieu du même air que les autres habitans. Preuve que le seul contact qu'ils évitent les garantit. D'ailleurs si l'air communiquait la peste , les quarantaines ; les lazarets , les cordons de troupes qui coupent toute communication entre un endroit infecté et un endroit sain deviendraient inutiles ; puisqu'il est évident qu'ils n'interceptent point les courans d'air d'un endroit infecté dans un autre , et qu'ils n'apportent aucun changement dans l'atmosphère. Il est d'observation générale et constante que du moment où l'on organise les sequestres , les quarantaines et qu'on intercepte les communications entre les individus l'épidémie commence à perdre de sa malignité ; à devenir moins générale , et cesse enfin ; preuve encore évidente que la peste ne se communique que par le contact.

Si la peste se communiquait par l'air , elle irait rapidement d'un pays à l'autre , ravagerait toute la terre , ses progrès se généraliseraient ;

elle ne finirait enfin qu'avec le dernier homme. Cependant elle ne fait ses meurtres que peu à peu, et si on observe de près, on verra que chaque personne pestiférée a eu quelque contact; pleinement convaincu que la peste ne se transmet que par le contact; dans le moment de l'épidémie il faut absolument éviter toutes les foules populaires; le gouvernement doit défendre les processions, les fêtes publiques, les danses, fermer les églises, les cabarets, auberges et tous les endroits publics. La peste recommença à *Arles* à la suite d'un tumulte séditieux dans lequel les habitans se mêlèrent ensemble; à *Avignon* à la suite du carnaval et à l'occasion des vendanges; à *Lyon* à la suite d'une terreur panique qui fit courir aux armes, et porter les habitans en foule aux portes de la ville pour repousser l'ennemi qui, disait-on, s'approchait.

On peut vivre impunément au milieu des pestiférés, respirer le même air sans être infecté, avec l'attention d'éviter tout contact; de même qu'on peut vivre au milieu de plusieurs vénériens sans contracter la vérole. Ces virus ne sont pas plus pestilentiels l'un que l'autre, ils ne se communiquent que par le contact.

Observation de Samoïlowitz. Un ouvrier d'un bourg proche de *Moscou* ayant vu mourir dans la ville où il travaillait beaucoup de personnes qui occupaient la même maison que lui, s'en retira dans le dessein d'aller rejoindre sa femme. Avant de s'en aller il acheta par hasard une coëffure pour lui en faire présent ; cette coëffure avait appartenue à une personne morte de la maladie qu'on n'envisageait pas encore comme la peste. C'était déjà un germe fatal qui devait la reproduire. Ce malheureux, sa femme, ses enfants, le bourg entier devinrent la victime de son bon cœur , et à peine échapa-t-il quelques uns des habitans.

Une ville de la petite Russie fut empestée de même manière : un habitant ayant été à *Riow* dès le commencement des ravages que la peste y faisait, acheta un manteau qui avait déjà ce germe fatal , et en retournant chez lui il y apporta avec ce manteau la contagion qui infecta sa maison et beaucoup d'autres qui eurent quelques communications.

Pareil cas arriva dans une maison à *Riow* pendant que la peste ravageait cette ville : un chat de la maison où tout le monde était pris de la peste, étant entré dans une autre maison l'empoisonna; toute la famille devint la proie de la peste. Cet événement si fâcheux est connu de tout le monde à *Riow*.

Le révérend père *Kireher*, dans son traité de la peste, *chap.* 4, dit que le portier des jésuites de *Rome*, reçut la peste d'un chien à qui il avait donné un coup de pied.

Ce que rapporte *Mercurial* est encore plus singulier : des mouches, dit-il, sorties de maisons infectées, où elles s'étaient arrêtées sur des corps pestiférés, portèrent la peste dans des maisons saines et bien gardées, en déposant le venin de la peste sur différens objets et sur les alimens. Ces deux dernières observations prouvent que la peste, qui est un fléau si redoutable pour les hommes, ne tue point les animaux ; mais que le venin pestilentiel adhère à leurs poils, ou à la surface de leurs corps, et qu'ils peuvent facilement transporter la peste d'un endroit dans un autre.

Les chevaux qui traînaient les chariots chargés des pestiférés et des morts ne furent point attaqués de la peste pendant ses ravages en *Moldavie* et à *Moscou.*

CHAPITRE VIII.

DE L'INOCULATION DE LA PESTE.

LA peste est d'autant plus dangereuse qu'elle dépose son venin sur les organes essentiels à la vie, que ses crises sont incomplettes, que la nature manque de forces et de moyens pour porter le virus à la peau, ou le déposer dans quelques glandes et l'expulser enfin hors du corps par la

suppuration, ou les sueurs ou les urines. La nature travaille dans cette maladie, ainsi que dans
toutes celles qui sont produites par l'introduction
d'un virus ou principe contagieux et pestilentiel,
à éliminer ce venin des autres humeurs, à s'op-
poser à son dépôt sur les parties internes, et les
chasser hors du corps par quelques émontoires.

Le virus pestilentiel porté à la peau par une
crise bien complette, séparé enfin des humeurs
du corps par la suppuration louable d'un bubon
ou d'un charbon ne présente plus autant de malignité : la peste que produira ce virus sera moins
dangereuse que celle produite par un pestiféré qui
succombe dans le cours de la maladie, et chez
lequel il ne se fait aucune crise (opinion de *Samoilowitz*), ainsi que cela se passe dans l'inoculation de la petite-vérole. C'est d'après cette
observation que ce célèbre médecin proposa dans
un mémoire, imprimé le 12 juillet 1781, l'inoculation de la peste sur ceux qui seraient destinés
à servir les pestiférés.

Il compare cette inoculation à celle de la petite-
vérole ; il prétend, ainsi que je viens de le dire,
que la peste, après l'inoculation, est une maladie
peu dangereuse, facile à guérir, et que le sujet
inoculé, si la maladie a bien parcouru toutes ses
périodes et si la crise a été bien complette, ne
peut en être attaqué une seconde fois pendant
tout le cours de l'épidémie. Il dit encore que

ceux qui prétendent avoir eu la peste plusieurs fois pendant une même épidémie, n'avaient jamais été parfaitement guéris, c'est-à-dire que la crise avait toujours été incomplette, qu'il était resté du venin qui repassait sous de nouveaux symptômes une, deux, trois ou quatre fois, à des intervalles plus ou moins éloignés, jusqu'à ce qu'enfin le virus fût totalement chassé hors du corps par une suppuration louable et bienfaisante : c'est dans ce cas qu'il dit que le malade a surpassé la maladie. Le même auteur a observé que quatre-vingts malades qui avaient bien surpassé la maladie, et qui furent employés dans le moment où la peste faisait de grands ravages dans plusieurs hôpitaux encombrés de pestiférés, ne furent point de nouveau attaqués de cette affreuse maladie. Il cite encore l'observation d'un criminel condamné à mort qui avait aussi surpassé la maladie, et qui fut revêtu des habits et chemises des pestiférés, sans être atteint de la peste. Ces observations sont intéressantes, et demandent beaucoup de réflexions et de nouvelles recherches.

Il n'est point inutile dans cette circonstance de parler de la manière d'inoculer cette cruelle maladie, et des raisons sur lesquelles l'auteur fonde sa nouvelle méthode.

Voici ce qu'il dit : « Un point capital dans les » maladies contagieuses paraît être d'écarter la » terreur, le désespoir, la pusillanimité ; alors

» les malades ne mourront plus en aussi grand
» nombre ; parce que des parens ou des gens à
» gage leur donnent les secours nécessaires, ils
» se croiront hors de danger se voyant servir
» sans crainte ; les médecins eux-mêmes et les
» chirurgiens en leur administrant les secours de
» l'art avec une sage hardiesse, nourriront dans
» leur ame l'espérance de guérir ; petit à petit les
» fonctions seront moins engourdies, la circula-
» tion ranimera les forces à demi-éteintes, la
» nature excitée se débarrassera par la voie des
» émonctoires, et les malades pour la plupart
» guériront infailliblement. »

C'est pour parvenir à ce but que l'auteur propose d'inoculer ceux qui seront destinés au ser-
vice des malades, et qui volontairement voudront
se soumettre à cette opération ; dès-lors les malades ne seront plus sujets à cet abandon qui les
accable autant que le mal, et ils périront en
moindre quantité. Quelle facilité ne présentera
pas cette méthode pour observer de plus près un
mal qu'on redoute tant et pour remédier avec
confiance et attention à tous les accidens divers
qui en font varier la marche.

« Il ne faut jamais se servir pour l'inoculation
» du pus d'un bubon prematuré ; il faut attendre
» que la suppuration soit complette, le pus loua-
» ble et que les accidens de la peste aient cessé :
» mêmes égards doivent être observés si l'on prend

» le pus d'un charbon, c'est-à-dire qu'on doit
» tirer ce pus d'un charbon dont la suppuration
» est louable et dont la partie gangreneuse est
» déjà séparée des parties vives ; avant cet état
» il en suinte un pus âcre et ichoreux qui ne
» pourrait qu'envénimer une maladie qui ne l'est
» déjà que trop par elle-même.

» Les conditions que je viens de prescrire ne
» sont pas les seules à observer pour assurer le
» succès de l'inoculation, il faut encore préparer
» le sujet par les bains d'eau tiède pour assouplir
» la peau et en tenir les pores ouverts, et lui
» administrer un vomitif, quelques potions laxa-
» tives qu'on renouvellera de temps à autre pour
» débarrasser l'estomac et les intestins de la sa-
» bure visqueuse qui peut en tapisser les
» parois. »

L'auteur ne doit-il point craindre que l'irritation
produite sur l'estomac et les intestins par les vomitifs et les médecines n'appellent l'humeur pestilentielle sur cette partie, et ne l'éloignent de
la peau et des glandes, seuls endroits convenables
pour une crise heureuse et salutaire. Il faut craindre encore la foiblesse produite par ces évacuations et qui nuirait prodigieusement à la crise.

L'observation a démontré que l'usage des émétiques et des purgatifs nuisait essentiellement à
l'inoculation de la petite-vérole.

« Le malade n'admettra pour toute nourriture

» que des potages légers et toujours un peu ai-
» grelets, et des fruits cuits et sucrés. La viande
» doit être inexorablement bannie de la table
» de l'inoculé, qui doit avoir aussi la sobriété
» en partage.

» S'il est d'une complexion sanguine, la sai-
» gnée sera pour lors mise en usage. On n'ino-
» culera que les adultes, afin qu'ils puissent servir
» les malades.

» Le sujet ainsi préparé, il suffira de prendre
» du pus d'un bubon en parfaite maturité, comme
» je l'ai conseillé plus haut ; ce pus sera mis sur
» de la charpie ; on appliquera cette charpie ainsi
» imprégnée sur la région du corps destinée à
» l'inoculation de la petite-vérole, je veux dire
» le bras ou la jambe ; on l'y maintiendra par un
» appareil approprié jusqu'au moment où les symp-
» tômes de la peste s'annonceront. »

Ne doit-on pas préférer à la charpie chargée
de virus la pointe de la lancette qui n'en introduit
toujours qu'une très-petite quantité.

« L'appareil doit être levé à la première appa-
» rition des symptômes ; et c'est ici que doit com-
» mencer le traitement, suivant les besoins de
» la nature et les symptômes qui se déclarent.
» Il faut administrer l'émétique si les envies de
» vomir assaillent les malades (méthode meur-
» trière qui, ainsi que je l'ai déjà dit, appelle
» l'humeur sur l'estomac), les épicarpes, les

» épipastiques si les douleurs de tête le tour-
» mentent, les infusions légèrement sudorifiques
» si la transpiration tend à soulager, les lotions
» avec l'eau tiède et modérement acidulées si la
» sécheresse de la peau le brûle, le quinquina
» en substance si la putridité développe son
» action. »

L'auteur ne désigne pas les signes propres à
reconnaître la putridité : cet état humoral est un
fantôme que les médecins Purgons ont imaginé
pour avoir la gloire de le combattre.

« Enfin, si une faiblesse extraordinaire parais-
» sait arrêter toutes ses forces, ce serait le cas
» d'employer les frictions glaciales. Lorsque les
» signes extérieurs se déclarent, il nait pour
» lors encore une nouvelle source de moyens cu-
» ratifs pour l'opérateur. Si c'est un bubon, il doit
» chercher à le faire parvenir à une parfaite ma-
» turité, en appliquant dessus un cataplasme ma-
» turatif et un emplâtre de la même nature, puis
» en faire l'incision à temps, et le conduire à
» parfaite cicatrice ; si c'est un charbon qui se
» présente, le cataplasme anti-septique d'abord,
» ensuite suppuratif aidera la nature à séparer le
» mort d'avec le vif, et à conduire, par un dé-
» gagement suppuratoire, la plaie à une cicatri-
» sation complette. »

L'auteur ne conseille l'inoculation que sous les
coups de cet horrible fléau ; il aime à croire que

l'inoculation en adoucira la malignité, ainsi que cela arrive dans la petite-vérole, et fera de cette cruelle maladie une épidémie supportable, moins meurtrière et qu'on pourra traiter avec plus de courage et de succès. La petite-vérole, maligne dans ses ravages, est aussi effrayante et aussi meurtrière que la peste : l'inoculation fait cesser sa maligne influence ; il est à désirer qu'on puisse obtenir les mêmes succès de l'inoculation de la peste. Cet essai ne pourrait être fait que dans les pays où la peste est épidémique, et où elle n'effraie point, comme cela arrive, lorsqu'elle ravage l'Europe.

Il serait vivement à désirer que les médecins qui vivent dans les pays où règne épidémiquement la peste, répétassent souvent cette inoculation.

La dernière epizootie qui a frappé de mort un nombre prodigieux de chats, et qui a régné constamment pendant plusieurs années, et qui a reparu en l'an huit, soit dans la ville de Lyon, soit dans les campagnes, n'a affecté aucun individu de l'espèce humaine. La mortalité des bêtes à cornes qui se renouvelle souvent, et qui dans ce moment fait de grands ravages, est presque toujours contagieuse, et on ne la fait cesser qu'en isolant les animaux et en coupant toute communication.

Pour être empesté il suffit qu'une personne

saine reçoive le contact d'un pestiféré sur quelques parties de son corps à nu, ou en quelques parties de ses vêtemens; s'il est touché à nu, la peste lui sera communiquée immédiatement ; si une partie de ses vêtemens est touchée, le virus déposé n'attend plus pour se transmettre que d'être déplacé par quelqu'un qui maniera à nu la partie des vêtemens infectée , pour s'infecter lui-même ; et ainsi de suite.

On ferait un volume entier si l'on voulait rapporter tous les faits semblables, qui prouvent que la peste est contagieuse ; et sa conservation , pendant de longues années, dans les corps poreux lorsqu'ils sont à l'abri de l'air.

CHAPITRE IX.

DE L'AIR CONSIDÉRÉ COMME UN PUISSANT ANTIDOTE CONTRE LA PESTE.

L'AIR bien loin d'être un véhicule propre à transmettre la peste, la combat au contraire. C'est à l'aide de cet élément qu'on vient à bout de désinfecter les hardes et marchandises en les exposant pendant plus ou moins de temps à l'action continuelle de ce fluide, qui agit vraisemblablement en désunissant les parties constituantes du virus,

en les entraînant, ou peut-être même en les neu-
tralisant. Sans chercher à expliquer davantage
comment l'air agit dans cette désinfection, il est
d'observation constante, de faits invariables et
reconnus par tous les auteurs qui ont parlé de
la peste, que l'exposition à l'air des effets con-
taminés les purifie ; de-là, l'utilité des sereines,
des lazarets où on étale les marchandises, pour
ensuite être purgées. Le médecin *Pestalosi*, de
Lyon, dans son avis de précaution contre la
peste, page 23, dit : bien loin de croire que
l'air puisse être en lui-même la cause du mal,
il en est le remède ; c'est pour cela qu'au bout
d'un certain temps le venin s'affaiblit et la peste
cesse. Il continue ainsi, page 24, car si l'air de-
venu infect avait pu transporter ailleurs le principe de la maladie, elle serait déjà répandue dans
tous les endroits où ce même air aurait été poussé
par les vents ; ce qui n'est pas arrivé, puisque
dans tous les lieux où la contagion de Marseille
s'est écartée, ce n'a été précisément que par les
gens ou par les marchandises, ainsi que toutes les
nouvelles nous l'ont appris.

Satellio, dans le second chapitre de son 2.me
livre, parlant de la peste de *Palerme*, dit ces
paroles : « Je ne vois point que la peste vienne
» de la corruption des élémens, il faut donc que
» le venin de la peste ait été apporté d'autre
» part en cette ville, et qu'il y ait fait progrès

» par communication des uns aux autres. » Le même auteur en parlant de la grande peste de Milan, en 1576, s'exprime encore ainsi : « L'air » et les alimens ne sont pas les seules causes » de la peste, car voilà une ville qui jouit d'un » air très-pur, qui abonde de toutes les choses » nécessaires à la vie, qui n'a eu aucune disette » de vivres les années précédentes ; cependant » nous la voyons affligée d'une cruelle peste qui » s'y est répandue de tous côtés ; il faut donc » chercher une autre cause de ce mal, et je n'en » trouve point d'autre que la contagion par le » moyen de laquelle il s'est communiqué des » uns aux autres. » Dans la suite du même chapitre, « nous voyons, dit-il, en cette grande » ville que la peste, sans aucune impureté de » l'air, est forte en un lieu, et que l'autre n'en » est aucunement incommodé quoiqu'en tous les » deux lieux on y respire le même air. »

Manget, Traité de la peste, page 748, a fait la même observation dans la ville de *Gênes*, en l'année 1756, et 1757, où la plupart des monastères des religieuses et autres congrégations, même les galères, ne furent aucunement infectés, quoique le peuple y mourût tous les jours par milliers, et qu'en l'espace de deux années le nombre des morts se monte à plus de cent trente mille. Cependant les uns et les autres ne respiraient qu'un même air.

Semblable observation fut faite à *Naples* , ce qui donna lieu aux médecins du pays, qui ne remarquaient aucune impureté dans l'air, de dire qu'assurément le venin pestilentiel y avait été apporté d'ailleurs et s'y était répandu par communication des uns aux autres.

Jean Grillot, de la Compagnie de Jesus, page 62, « On ne peut dire à mon avis que la » peste soit revenue ni de l'air corrompu, ni de » quelque constellation ou influence pernicieuse » des astres, ni même de famine qui l'ait pré- » cédée, mais seulement par la communication. »

La peste ne tue pas subitement, et quoiqu'on ait vu tomber morts dans les rues quelques individus, on ne peut pas dire qu'ils étaient morts subitement de cette maladie ; ils en étaient sûrement infectés depuis quelques jours, et s'ils avaient eu assez de force pour en supporter les effets jusques au moment de leur mort.

Samoïlowitz, page 52, que les cadavres de ceux qu'on prétendait morts subitement, présentaient tous quelques signes extérieurs de la peste qui indiquaient qu'ils en étaient infectés depuis plusieurs jours.

L'épidémie de la peste, d'après l'observation de plusieurs auteurs très-recommandables qui ont écrit sur cette maladie, a trois degrés ; le premier degré ou le commencement ; le second degré ou celui du milieu, ou état où la maladie est arrivée à son plus haut point ; le troisième degré ou le déclin de la maladie. Dans le premier degré , l'épidémie attaque un moins grand nombre de sujets , ses symptômes sont moins violens , et ils paraissent céder aux remèdes employés pour guérir cette maladie ; elle s'accroît insensiblement , se répand généralement , et enfin , après plusieurs mois, elle arrive à son plus haut point d'accroissement et de malignité ; c'est alors que son venin est si subtil qu'il s'insinue rapidement dès le moindre contact dans nos corps; c'est alors que les remèdes deviennent presque inutiles , ainsi que les précautions qu'on prend pour s'en préserver ; dans cet état il semble franchir les barrières qu'on lui oppose , et ne trouver point assez de victimes pour assouvir sa cruauté. Mais, ô douce consolation ! après quelques mois de ravage le venin s'adoucit, et s'use ; le nombre des victimes diminue , la nature reprend ses droits , ses efforts ne sont plus inutiles , et les médecins retrouvent la satisfaction de guérir un grand nombre de malades. L'épidémie se soutient encore dans cet état pendant quelque temps , et va ensuite en diminuant pour cesser entièrement.

C'est donc dans le degré du milieu de son cours que la peste, en quelque lieu que ce soit , est la plus dangereuse pour la contagion ; alors il faut redoubler de vigilance et d'activité pour isoler les individus empestés qu'il faut encourager les

sujets sains à ne point sortir de leurs domiciles,
et à user de toutes les précautions imaginables
pour éviter tout contact des pestiférés, ou des
corps quelconques contagiés. Je le repète, c'est
par ces moyens qu'on parvient à adoucir la malignité de la peste, à la livrer à elle-même en
ne lui présentant aucun sujet qu'elle puisse infecter, et à la faire cesser entièrement faute de
victimes. La diminution sensible de cette affreuse
épidémie, produite par les précautions ci-dessus
indiquées, ne laisse aucun doute que la peste se
communique par le contact et non par l'air; car
enfin toutes ces précautions deviendraient inutiles
si l'air lui servait de conducteur pour passer d'un
sujet à un autre et d'un endroit à un autre. Il faut
se pénétrer de cette grande vérité, et dès ce moment la peste ne présente plus autant de dangers;
le courage de l'homme se ranime par l'espoir de
lui échapper en évitant tout contact; le magistrat
trouve de nouvelles forces dans l'emploi des moyens
propres à isoler l'homme; l'espérance dès-lors
succède au désespoir, et cette nouvelle vie, si je
puis m'exprimer ainsi, arrache des bras de la
mort un grand nombre de victimes, puisque tous
les auteurs à l'unanimité ne cessent de répéter
qu'il faut, lorsque cette maladie règne, ne point
s'effrayer, avoir du courage; que la terreur abat
les forces et fait succomber infailliblement tous
ceux qui en sont frappés.

Si l'air infectait, il n'y aurait aucunes précautions à prendre ; ce fluide, à raison de sa subtilité
et de sa mobilité, pénétrant tous les corps et tous
les lieux, porterait donc partout les principes de
cette maladie ; il ne resterait à l'homme que le
désespoir, et pour unique ressource que la mort.
Idée affreuse, faite pour faire trembler l'espèce
humaine, et décourager l'homme le plus énergique dès l'invasion de l'épidémie.

Ces notions préliminaires et générales sur la
peste, prépareront le lecteur à l'étude de cette
maladie, lui donneront la force pour lire sans
s'effrayer les diverses descriptions des symptômes
affreux de cette maladie, et des ravages qu'elle
a causés chez différens peuples et à différentes
époques ; par elles le lecteur appréciera mieux les
moyens à employer comme préservatifs, et les
remèdes comme curatifs. Enfin ces notions préliminaires encourageront tous ceux qui, par état
ou par humanité, se destinent à servir les pestiférés, en leur ayant démontré que la peste ne se
communique que par le contact, et qu'avec des
précautions émanées de cette grande vérité on peut
éluder la peste, l'arrêter dans ses ravages, la faire
enfin expirer au milieu de ses fureurs.

CHAPITRE X.

DÉFINITION DE LA PESTE.

La peste a toujours présenté d'étonnantes variations dans toutes les épidémies dont la description nous a été transmise ; aussi est-il impossible d'offrir l'image exacte et vraie de cette maladie dans une seule définition ; elle a cependant conservé les mêmes caractères. Les anciennes pestes sont comme le tableau des nouvelles, elles ont du moins tant de traits de ressemblance, qu'elles ne permettent pas de leur donner divers noms.

Parmi les médecins anciens, les uns ont défini la peste une maladie aiguë, épidémique, contagieuse et pestilentielle qui attaquait et faisait périr un grand nombre d'individus à la fois.

D'autres ont défini la peste une maladie aiguë, putride, contagieuse et épidémique, débutant à la manière des fièvres intermittentes, malignes, avec bubons, charbons, pétéchies, et faisant périr un grand nombre de personnes. *Sydenham* et *Sauvages* définissent la peste une fièvre éruptive, le plus souvent épidémique, maligne, dont l'éruption est bubon, parotide, authrax ou pétéchies livides, noires, dispersées sur la surface du corps.

(45)

L'auteur de l'article peste dans l'encyclopédie, définit la peste une maladie épidémique, contagieuse, très-aiguë, causée par un venin subtil répandu dans l'air, qui pénètre dans nos corps, y produit des bubons, des charbons, des exanthèmes et d'autres symptômes très-fâcheux.

Cette définition est la même que celle de *Papon* dans son ouvrage historique *de la peste*.

Pestalosy dit que la peste est une maladie aiguë, tout à la fois contagieuse, vénimeuse, épidémique, très-aiguë et mortelle, à un point qu'elle en fait périr beaucoup plus qu'il en échappe, dont les bubons, et autres éruptions sont les symptômes inséparables.

Langius dit que la peste doit être nommée *majorum morborum maximus*, maladie la plus grande de toutes les maladies.

Paris, dans son mémoire sur la peste, couronné par la faculté de médecine de Paris en 1775, définit la peste une maladie épidémique contagieuse très-aiguë, causée par un venin subtil répandu dans l'air ou communiquée par le contact, qui pénètre dans nos corps, y produit des bubons, des charbons, des exhanthèmes et d'autres symptômes très-fâcheux, souvent accompagnés d'un abattement universel et d'une fièvre aiguë qui devient mortelle, et enlève les malades dès le premier ou second jour si les forces vitales ne chassent promptement le venin par les bubons, les charbons, le pourpre et autres exanthèmes.

Samoilwitz s'exprime ainsi : la peste est une maladie épidémique très-aiguë et très-contagieuse, dont la putridité est d'une espèce singulière et plus dangereuse que celle de toutes les maladies putrides : par la contagion de son virus qui se dépose çà et là, elle produit sur nos corps des bubons, des charbons, des pétéchies si funestes qu'elle enlève les malades bien plus promptement qu'aucune autre maladie épidémique.

D'après ces différentes définitions de la peste, je crois qu'on peut la définir une maladie très-pernicieuse, épidémique et contagieuse, débutant à la manière des fièvres malignes ; ne se communiquant que par le contact, faisant de très-grands ravages, et dont les crises se terminent le plus ordinairement par des bubons, des charbons, des pustules, des pétéchies d'une nature gangreneuse. Le caractère essentiel de cette maladie se constitue donc des exanthèmes, charbons, etc. etc. ; et surtout de sa communication par le contact ; aussi est-elle contagieuse et non pestilentielle. Il ne faut pas confondre la peste proprement dite, avec la fièvre maligne pestilentielle qui présente une partie des symptômes de la peste ; celle-ci diffère de la peste en ce qu'elle ne se communique point par le contact, et que la peste au contraire ne se communique que de cette manière.

CHAPITRE XI.

DESCRIPTION DES DIFFÉRENTES PESTES.

Dans la peste d'Athènes qui régna l'an 331 avant *Jésus-Christ*, suivant *Sénac*, (traité de la peste,) les premières impressions étaient vives et subites : un mal de tête violent, des yeux enflammés, la langue rouge, le gosier brûlant, l'haleine infectée, la poitrine oppressée étaient les premiers accidens que le malade éprouvait. Ils étaient suivis d'éternuemens fréquens, d'un enrouement qui éteignait la voix, d'une toux continuelle, de maux de cœur accablans, de vomissemens bilieux, de cours de ventre et de hoquets violens. La peau rougeâtre couverte d'ulcères et de taches livides n'était pas brûlante comme dans les fièvres ordinaires ; mais sous cette fraicheur apparente, elle cachait le feu dont les parties internes étaient dévorées. Les malades dans cet état ne pouvaient souffrir aucune couverture, pas même les plus légères ; ils restaient nus, et se traînaient dans les rues pour respirer librement, quand ils pouvaient échapper à leurs gardes. Souvent ne pouvant éteindre la soif dont ils étaient dévorés, ils se

précipitaient dans des puits , et ceux qui habitaient la campagne se jetaient dans les rivières ;
ceux qui n'avaient pas cette fin tragique ne
savaient comment étancher leur soif et se donner
quelque repos. Des insomnies opiniâtres , des
inquiétudes mortelles les agitaient jour et nuit ;
tous les secours leur paraissaient superflus , ils se
livraient au désespoir qu'on éprouve quand tout
fait souffrir et que rien ne soulage.

Dans cet état de douleur , la mort loin de les
effrayer leur paraissait trop lente ; elle arrivait
ordinairement le septième ou le neuvième jour ,
et jusqu'à ce terme leurs forces se soutenaient ;
chose surprenante ! quand on considère les
tourmens dans lesquels ils vivaient. Ceux qui
prolongeaient leur vie au-delà , n'en éprouvaient
quelquefois qu'une mort plus lente et plus douloureuse ; de nouveaux accidens les attaquaient ;
leurs entrailles étaient déchirées par une dyssenterie ; tout le corps se fondait pour ainsi dire
épuisé par le cours de ventre ; une faiblesse
mortelle suivait cet accident , et enlevait
presque toujours les forces et la vie.

Quelques-uns étaient assez heureux pour échaper à travers tant de calamités ; ils ne trouvaient
leur guérison que dans de nouveaux malheurs ;
le mal qui avait fait tant de ravages dans le ventre ,
parcourait les extrémités du corps , et déchargeait
son venin , ou plutôt la gangrène sur les pieds ,

les mains , le nez , les oreilles et les yeux. Les malades perdaient ordinairement avec le sentiment l'usage d'une ou de plusieurs parties. C'était à ce prix qu'ils guérissaient pour n'offrir aux regards de leurs concitoyens que les restes infortunés d'eux-mêmes ; heureux cependant s'ils avaient conservé les facultés de l'âme ! mais il ne reconnaissaient plus leurs parens , leurs amis , leurs domestiques ; sans souvenir et sans idée d'eux-mêmes, ils n'étaient frappés que des objets présens.

Dans cette peste le venin portait essentiellement et premièrement ses coups sur la poitrine , de-là sur le ventre ; alors la tête ne paraissait affectée que sympathiquement, et la nature trop faible ne pouvait à l'aide des parotides et des bubons porter les virus pestilentiels hors du corps, ce qui prouve l'extrême malignité du virus ; aussi cette peste a-t-elle été une des plus cruelles qui ait ravagé le monde , et qui ait présenté d'aussi grandes différences dans ses symptômes , et surtout l'absence des bubons.

Dans la peste de *Constantinople* en l'an 542, suivant *Evagre* , certains malades avaient les yeux rouges , étincelans , le visage bouffi, le gosier enflammé , cette inflammation causait une mort prompte; d'autres étaient consumés par une fièvre lente , durant laquelle il leur survenait un cours de ventre et des bubons qui les emportaient

4

au second ou troisième jour. Le délire , la frénésie , la manie , se mêlaient souvent à ces
accidens ; des charbons couvraient tout le corps ,
et portaient le délire à son comble ; presque tous
les malades mouraient , quelques-uns essuyaient
des rechutes , la troisième les emportait.

Cette peste a plus conservé du caractère qui
lui est propre ; elle était accompagnée de parotides de bubons et de pétéchies , ce qui la fait
essentiellement distinguer de celle d'Athènes ,
elle fut aussi moins cruelle.

PESTE NOIRE DE L'AN 1347.

---

*P*APON a écrit d'après *Vinarius* et les deux
Villani, cette peste qui parcourut le monde entier,
était toujours précédée de lassitudes, de faiblesses
et de langueurs ; le pouls se dérangeait aux premières impressions du mal, se concentrait et se
dérobait , pour ainsi dire , au toucher ; il était
fréquent et intermittent , quelquefois plein et
onduleux, et ensuite il devenait faible et petit ;
l'estomac était bouleversé par des vomissemens
continuels ; le sang sortait par le nez , par la
bouche , par l'anus et par l'urètre. Ces hémo-
rhagies enlevaient les malades dans deux ou trois
jours.

Ajoutons à ces symptômes ceux qu'a décrit *Vinarius*, et après lui *Sénac*, les matières fécales, dit-il, étaient diversement colorées, elles étaient noires, jaunes ou cendrées ; les déjections étaient aussi copieuses que dans la lienterie ; cependant malgré le cours de ventre obstiné, les hypocondres et même tout le ventre étaient fort tendus, avec une telle tension, et un tel gonflement que les poumons ne pouvaient pas agir avec liberté. Dans ce boulversement universel des autres viscères ils ne pouvaient pas avoir de privilége qui conservât leurs fonctions ; aussi étaient-ils agités par une toux qui ne les dégageait point par des crachats. De toutes ces parties si maltraitées, la maladie se répandait sur le dehors du corps ; au second ou troisième jour la peau se couvrait d'exanthèmes noirs, rouges ou bleuâtres. Aux aisselles, aux aines, derrière les oreilles s'élevaient des tumeurs qui se terminaient diversement, tantôt en phlegmons, tantôt en charbons ; quand les tumeurs s'étaient purgées par la suppuration il était dangereux de fermer les issues que se faisait la matière déposée. Cette peste présenta encore des signes caractéristiques qui sont les exanthèmes, les parotides et les bubons ; elle était moins meurtrière que les précédentes, car il paraît que quelques malades échappaient par la suppuration des bubons, puisque *Vinarius* dit qu'il était dangereux de fermer les issues que se faisait a matière déposée |, ce qui n'arrivait pas dans les précédentes où la nature faible ne pouvait établir aucune crise *pour expulser le venin* (1).

PESTE QUI RÉGNA A PARIS EN 1450.

QUERCETAN , dit *Sénac* , est le seul qui nous en ait donné une idée exacte. Cette peste était accompagnée d'accidens terribles. La frayeur saisit d'abord les esprits les plus rassurés , elle ne leur permettait de voir d'autre objet qu'une mort inévitable ; livrés entièrement au désespoir , les malades s'enveloppaient eux-même dans un suaire ; plusieurs n'avaient pas le temps de s'embarasser de cet appareil , ils mouraient subitement. Ceux qui avaient le malheur d'essuyer le cours de cette maladie étaient couverts de pustules charbonneuses, suite formidable des fièvres pestilentielles.

Jusques au quinzième siècle , ajoute-t-il , la peste avait eu le même caractère ; mais alors ses accidens dégénéraient , ou pour mieux dire il régna une nouvelle maladie , qui sous des dehors

____

(1) La peste se manifesta à Montpellier en 1345 , et reparut en 1348 , elle fit des ravages affreux à ces deux époques , et fit périr presque toute la population.

différens produisit dans le corps les mêmes ravages. Ses accidens étaient entièrement opposés à ceux qui caractérisaient les autres pestes. Ce ne fut point par des taches de charbons, des bubons que cette peste se montra ; il n'y eut aucune de ses éruptions que l'incendie des viscères poussait de tous côtés. Dans les maladies que nous avons détaillées ; la peau n'était point flétrie par la sécheresse qui accompagne les taches charbonneuses ; au contraire elle fut inondée par des torrens de sueur, il semblait que tout le corps se fondait en eau. Cet écoulement desséchait les viscères ; le feu qui dissipait les fluides renversait toutes les lois de l'économie animale ; les langueurs , les défaillances, les douleurs de tête, le pouls fréquent et inégal, les palpitations violentes ; tous ces accidens se réunissaient. Dans cette sueur, les malades qui négligeaient les cordiaux , qui s'exposaient à la fraîcheur de l'air périssaient dans vingt-quatre heures. Mais malgré cette précaution cette peste fut toujours mortelle ; la première attaque surtout fit des ravages incroyables. Dans chaque ville où elle paraissait, elle saisissait cinq ou six cents malades par jour ; de cent , à peine y en avait-il un qui pût résister à la violence des accidens ; deux ou trois attaques ne garantissaient point des récidives.

Cette dernière maladie ne présente point les

signes caractéristiques de la peste. C'était peut-
être une maladie épidémique pestilentielle et non
contagieuse. Il est malheureux qu'on n'ait point
observé si elle se communiquait par le contact ;
cette observation n'aurait laissé aucun doute sur
la nature de cette maladie, et aurait jeté un
très-grand jour sur le diagnostique, pronostic, et
la curation de cette maladie.

PESTE DE LYON EN 1628, 1629.

Jean-Grillot, page 63. Les malades étaient
attaqués de délire, d'inquiétudes intérieures,
de vomissemens, de défaillance, de douleurs
violentes et de lassitudes de tout le corps,
surtout les tempéramens sanguins, bilieux. Chez
ces derniers le délire était plus ou moins furieux,
et ils étaient tourmentés de rêves affreux. L'hémo-
rhagie soulageait quelquefois ; quelques-uns tombaient dans un assoupissement profond, d'autres
étaient travaillés par de longues insomnies ;
quelques — uns passaient cinq ou six jours
sans nourriture, d'autres éprouvaient une fièvre
continuelle et dévorante, quelques-uns conser-
vaient la raison et le jugement jusqu'à la mort,
d'autres tombaient dans le délire, ensuite paraissaient les charbons, pag. 127, et les bubons

aux aines, sous les aisselles , derrière les oreilles, mais encore sur le dos , au ventre , au bras et autres parties du corps , ce qu'on n'avait jamais vu , pag. 129. Cette peste présenta encore une étonnante variété ; elle était chez quelques malades sans apparence de bubons , ni de charbons, le malade en mourait infailliblement et en peu de jours. Elle fut d'abord traitée comme une fièvre ordinaire , jusqu'à ce qu'on eut reconnu sa malignité et son caractère contagieux. Parmi ceux qui ont échappé à cette affreuse maladie , on en voit qui ont perdu l'œil ou un bras , d'autres qui sont perclus , sourds et incommodés de tous leurs membres. Cette peste tuait ou mutilait. Il faut croire que ces différentes mutilations avaient été produites par des suppurations critiques des charbons , bubons ou taches gangreneuses qui avaient détruit la partie affectée pour sauver les malades.

Jugeons par-là de leurs effets primitifs quand de semblables suppurations affectaient les organes intérieurs et essentiels à la vie ; faut-il alors s'étonner des morts promptes et multipliées chez ceux qui n'avaient aucun symptôme externe de la peste, et dont les organes intérieurs avaient été frappés par le virus contagieux. La peste sera donc d'autant plus pernicieuse qu'elle présentera peu de symptômes externes et critiques , parce que la texture des organes intérieurs , leurs fonctions et leur extrême importance pour la vie , ne peuvent souffrir sans le plus grand danger le dépôt de cette humeur morbifique.

La curation d'après ces phénomènes doit donc toujours diriger ses inclinations et ses efforts pour appeler l'humeur à la surface du corps , ainsi que dans toutes les maladies exanthématiques ; agir en sens contraire n'est pas suivre la volonté de la nature. Par suite nécessaire de ce raisonnement tous les remèdes intérieurs qui par irritation appellent de la circonférence au centre les humeurs morbifiques , doivent être rejetés comme nuisibles , tels que les émétiques , les purgatifs ; les sudorifiques doivent être préférés ainsi que tous ceux qui , par leurs effets atténuant la chaleur et l'irritation intérieure , et disposent la nature à diriger ses efforts du côté de la peau , en y établissant plus de sensibilité et plus de vie. Les autres pestes qui ravagèrent quelques villes de la partie méridionale de la France , furent toutes très-caractérisées par les signes externes ; elles eurent avec celles que j'ai décrit beaucoup de rapport ; quant aux autres accidens elles présentaient cependant quelques variétés , elles furent *meurtrières , mais de courte* durée (1).

____

(1) La peste n'alla pas au-delà du milieu de la Grand-Côte. Cette inscription latine qu'on y lit encore l'indique. *Ejus præsidio , non ultrà pestis.*

PESTE DE MARSEILLE, EN 1720.

CETTE peste présente une uniformité étonnante dans tous les sujets. Voici la description qu'en donnèrent les médecins dans le rapport qu'ils en firent le 18 août.

« Cette maladie, disent-ils, est très - carac-
» térisée par les mêmes accidens, surtout par
» les bubons, les charbons, les pustules livides
» et les taches pourprées ; commençant d'ailleurs
» par les mêmes accidens qui dénotent ordinai-
» rement les fièvres malignes ; tels que sont les
» frissons, les maux de cœur, le grand abatte-
» ment des forces, la douleur de tête gravative,
» les vomissemens, les nausées ; ensuite la cha-
» leur ardente, les assoupissemens, les délires,
» la langue noire et sèche, les yeux étincelans,
» égarés ou mourans, le pouls inégal et concen-
» tré, quelquefois fort élevé ; la face cadave-
» reuse, les mouvemens convulsifs et les hémo-
» rhagies. »

Ils disent plus haut ; « Qu'elle était très-con-
» tagieuse, qu'elle enlevait une très - grande
» quantité de malades, et même des familles
» entières.

On ne pouvait douter en voyant ces symptômes que ce ne fût la peste , ainsi que l'avaient
déjà dit les médecins et les chirurgiens de l'hôpital royal des forçats , dans le certificat qu'ils
firent le premier août à la suite des visites faites
aux malades atteints de cette maladie dans différens quartiers de la ville.

Elle fut très-longue et très-meurtrière.

PESTE DE RUSSIE , ET SURTOUT DE MOSCOU EN 1771.

Après avoir donné la description des pestes
qui ravagèrent les villes méridionales de la
France, et le midi de l'Europe , voyons celle
qui régna en Russie , comparons ces maladies ,
nous jugerons si elles sont les mêmes , et
quels sont les changemens que peut apporter
la différence des climats et la constitution *des
habitans.*

Samoilowitz , *pag.* 130 , distingue trois
degrés dans cette maladie ; son degré d'invasion,
son degré du milieu ou le plus haut point où elle
puisse arriver , enfin son troisième degré ou son
déclin. Dans le premier degré les symptômes
les plus considérables qu'éprouvent les malades,

sont les douleurs de tête et le vomissement ;
accompagné de bubons ; quand les bubons n'ont
pas suppuré , on peut en attendre la maturité
avec patience , et s'ils ne s'ouvraient pas d'eux--
mêmes , on les pourrait percer avec une aiguille ,
le pus sort et la plaie se cicatrise ordinairement
d'elle-même.

Pag. 131. Dans le degré du milieu les symptômes qu'elle produit sont des plus graves. La
douleur de tête est continuelle , le vomissement
cesse à peine ; les signes internes se manifestent
en grand nombre ; on voit naître des charbons
dans plusieurs parties du corps ; les pétéchies
sont grandes , elles s'étendent , et souvent se
transforment en charbons aux approches de la
mort des pestiférés. Voici comment s'opère la
métamorphose : deux ou trois grandes pétéchies
commencent par confluer et forment une pustule
jaunâtre , quelquefois aussi elles présentent chacune à part une pustule élevée. Si on l'ouvre
on trouvera déjà dessous dans l'un et l'autre cas
un véritable charbon.

Dans le troisième degré ou le déclin de la
maladie, et surtout vers la fin , les mêmes symptômes et les mêmes signes qui se manifestent au
degré du commencement et de l'invasion de la
maladie.

Pour éclaircir encore davantage cette matière
il me paraît essentiel d'entrer dans un plus long

détail des symptômes qui se manifestent dans les différens degrés de la peste. Voici les principaux que produisent le venin pestilentiel dès qu'une fois il s'est insinué dans la masse des humeurs, et qu'il est parvenu au point de s'annoncer par les effets.

1.º L'ame est affectée d'une tristesse profonde, et quoique le malade ne sache point encore s'il est empesté ou non ; cependant sa douleur est si amère qu'il pleure, sans pouvoir se rendre raison du chagrin qui l'accable.

2.º Il s'ensuit une faiblesse et un abattement considérable, et qui est quelquefois si grand qu'il semble au malade qu'il n'a ni bras, ni jambe.

3.º Il sent par tout le corps un frisson léger comme aux approches d'une fièvre intermittente, un léger tremblement vient à la suite.

4.º Le malade est déjà tourmenté de vertiges, de pesanteur et de douleurs de tête ; cette douleur quelquefois très-vive, a son siége au milieu de l'os coronal, un peu plus haut que le sinus troutaux; alors les yeux sont rouges, larmoyans, ils prominent hors de leurs orbites comme s'ils allaient en sortir, le regard est fixé ou égaré ; le malade ne peut presque lever les paupières.

5.º La chaleur de la fièvre se fait sentir dans ce temps, tant à l'intérieur qu'au dehors ; tout le corps est brûlant.

6.º La langue se sèche comme dans les fièvres

aiguës , elle se salit et se couvre d'un enduit visqueux d'une couleur jaunâtre ; ceci n'arrive pas à tous les pestiférés ; quelques — uns conservent la langue d'une couleur naturelle.

7.º Le visage est pâle , défait , les malades éprouvent une anxieté insupportable , ne sachant ou se mettre. Les syncopes sont dans ces temps très-frequentes.

8.º Les nausées travaillent l'estomac , et s'il se trouve vide le malade vomit avec peine une matière tantôt verdâtre , tantôt jaunâtre.

9.º Si au contraire la maladie se déclare immédiatement après le repas , il rejette alors les alimens.

10.º Les troubles de l'ame s'augmentent , les malades tremblent , s'assoupissent , se réveillent de terreur, de désespoir : ces passions les agitent au point que souvent dès le commencement de la maladie , ils perdent toute espérance. Ce désespoir terrible hâte ordinairement leur mort.

Ajoutez à tous ces symptômes les signes externes , tels que les bubons , les charbons , pétéchies , et dans l'ordre dont il a été parlé ci-dessus.

L'auteur continue ainsi , ce n'est pas que les symptômes se manifestent dans chaque pestiféré en suivant la marche que je viens de tracer ; cependant ils ne s'écartent guère de cet ordre dans plusieurs individus.

Lorsqu'ils sont réunis ils causent au malade un affaiblissement si grand , qu'il ne peut se tenir debout ; ses pieds et ses mains sont agités d'un tremblement continuel ; les évanouissemens se succèdent , et le pestiféré est dans cet état comme immobile , à peine peut - il prononcer quelques mots ; il hésite , il bégaye de façon qu'on ne peut le comprendre ; sa voix s'affaiblit et s'éteint ; il n'y a que des personnes robustes qui résistent à des symptômes aussi graves.

» Tant que dure cette faiblesse et cet abatte-
» ment du corps, on observe aussi l'incontinence
» d'urine, et la diarrhée; et quelquefois même l'un
» et l'autre sont si opiniâtres qu'il est impossible
» de l'arrêter, alors c'est un signe de mort. Quel-
» quefois il arrive aux femmes que les règles cou-
» lent au point de ne pouvoir les arrêter; si pour
» lors elles sont enceintes elles font une fausse-
» couche; car l'orifice de la matrice se relâche et
» s'ouvre avec autant d'aisance que celui de la
» vessie et de l'anus. Ces symptômes sont regar-
» dés comme mortels. L'observation confirme
» encore qu'il s'écoule du sang des narines et du
» gosier des pestiférés ; mais ses symptômes ne
» sont pas si communs que la diarrhée, l'incon-
» tinence d'urine, et les règles immodérées chez
» les femmes.

» Il arrive aussi que les pestiférés tombent
» dans un délire furieux; tantôt c'est au com-
» mencement de la maladie, tantôt c'est au se-
» cond, troisième, quatrième jour. Si le délire
» et la fureur durent jusqu'au septième jour,
» alors on peut espérer la guérison, mais s'ils
» y tombent après un ou deux jours de maladie
» et que le malade passe subitement à un état
» de tranquillité et de faiblesse, ce change-
» gement est un pronostic sûr et un avant-cou-
» reur de la mort; s'il arrive le matin, le ma-
» lade mourra sur le soir, s'il arrive le soir, il
» ne passera pas la nuit.

» On voit souvent des pestiférés à l'époque
» dont je parle, commencer à dormir, et ce som-
» meil durer pendant toute la maladie, de façon
» qu'ils meurent sans angoisse, et si j'ose m'ex-
» primer ainsi sans s'en apercevoir.

» D'autres assaillis d'une partie des symptômes
» que j'ai décrits, s'en imposent à eux-mêmes sur
» l'état de leur maladie, au point qu'ils croient
» n'être point malades; et quand on s'informe
» de l'état de leur santé, ils répondent qu'ils se
» portent bien, demandent même à boire et à
» manger. Peu de temps après ils tombent dans
» un évanouissement funeste, qui glace tous
» leurs mouvemens et ils meurent.

» Les cadavres des pestiférés conservent une

» telle flexibilité qu'on peut plier à son gré leurs
» pieds et leurs mains; les chairs sont si flas-
» ques qu'elles conservent l'impression du doigt
» comme les parties depuis long-temps œdéma-
» teuses; on dirait même que la peau est un sac
» dans lequel elles sont enveloppées, et il sem-
» ble que si on y faisait une incision, elles passe-
» raient à travers, comme si elles avaient été
» simplement renfermées.

» Qu'une personne d'un tempérament vigou-
» reux et d'une constitution sèche, soit infec-
» tée de la peste, elle éprouvera d'abord une
» douleur de tête aiguë, accompagnée d'une
» grande pesanteur; si les nausées et les vomis-
» semens sont de la partie, si le délire s'y joint,
» alors elle aura le pouls plein, dur, élevé, fort et
» fréquent; mais dès que ces symptômes cessent
» totalement, soit de suite, soit au bout de deux
» ou trois jours, alors le pouls devient mol,
» faible, inégal, et même disparaît sous la pres-
» sion du doigt.

» L'on voit à peu près la même variation chez
» les personnes d'un tempéramment faible et d'une
» texture flasque et délicate. Au commencement
» de la maladie, les symptômes, quoique moins
» graves, se soutiennent avec le pouls; mais dès
» qu'ils baissent, et que le sang est tombé dans
» une dissolution presque totale, alors on le trouve

» faible, petit, inégal, tantôt fréquent, et tan-
» tôt s'évanouissant sous le tact (1). »

D'après l'énumération des symptômes que nous venons de décrire, et qui ont accompagné les pestes dans divers pays et à différentes époques; il ne paraît pas douteux que toutes ces pestes ne soient absolument les mêmes, et produites par un même principe. Nous voyons que l'ensemble des symptômes a été le même à *Moscou, Marseille* et autres villes; quelques nuances ne changent rien au caractère essentiel de la maladie; elle ne peut-être méconnue. On ne peut rien ajouter à la description qu'en a donnée *Samoilowitz*, elle guidera toujours sûrement le médecin pour reconnaître cette maladie, la deviner et la combattre, sous quelque forme qu'elle se présente.

----

(1) Il est prudent avant et après avoir tâté le pouls de se laver les doigts dans le vinaigre, ou de couvrir le poignet du malade d'une feuille de tabac.

Il serait plus prudent encore de faire tremper le poignet du malade dans du vinaigre, *lorsqu'on lui tâte le pouls.*

PESTE DE MONTPELLIER, EN 1629.

Elle fut portée de Toulouse à Montpellier, au mois de juillet 1629, par un capucin, atteint de charbons aux jambes, et de bubons à l'aine et sous l'aisselle, les symptômes qui l'accompagnaient, étaient des douleurs de tête vives avec insomnie, délire et léthargie, abattement des forces musculaires; le pouls dans les commencemens était régulier, ensuite il devenait faible, fréquent, inégal, le malade éprouvait une soif ardente, des maux de cœur, des vomissemens, un dégoût invincible pour les alimens, et une diarrhée bilieuse et souvent vermineuse.

La surface du corps présentait partout des signes funestes et pestilentiels, la chaleur était presque insensible, les sueurs fréquentes et petites, et les yeux rouges. Des taches pourprées, des exanthèmes, des aphtes, des charbons, des bubons, se manifestaient à la fin de la maladie et annonçaient la mort.

Cette maladie fit ses plus grands ravages pendant l'hiver, et ne se termina qu'au mois d'avril: on voit par cette observation que les froids ne sont pas toujours un moyen qui combatte avec succès ce terrible fléau; il fit périr quatre à cinq mille ames, et désola *successivement* presque tout le Languedoc et la Provence.

CHAPITRE XII.

DES SIGNES EXTERNES DE LA PESTE.

Des bubons.

LES bubons se placent ordinairement dans les aines, rarement sous les aisselles, et plus rarement encore vers l'angle de la machoire. *Jean Grillot, pag.* 127, dit : « les médecins se sont
» étonnés, que, contre les maximes de leur art
» et les remarques faites au siècle passé, les
» bubons ne sortaient pas seulement aux émonc-
» toires, comme aux aines, sous les aisselles,
» derrière les oreilles, mais aussi au dos, au ven-
» tre, aux bras et autres parties du corps, ce
» qu'on n'avait jamais vu. »

Les bubons paraissent au degré du commencement de la maladie et vers son déclin, et quelquefois dans son milieu, mais chez les adultes de l'un et de l'autre sexe. Quant aux enfans et aux

autres personnes délicates, dès qu'ils sont empestés, les bubons se manifestent presque toujours
sous les parotides, rarement sous les aisselles et
presque jamais dans les aines. Il faut observer
que, dès qu'un bubon paraît, il se place toujours
à côté, au-dessus ou au-dessous de la glande,
et jamais sur la glande même, comme le bubon
vénérien. Ceux des aines paraissent ordinairement
deux doigts au-dessous des glandes inguinales.

Dès que le bubon se déclare, il ne paraît, près
de la glande, qu'une petite élévation à peine
visible, qu'accompagne une douleur profonde,
sans aucun signe d'inflammation. Si les forces du
malade ne sont pas altérées, le bubon augmente,
la douleur devient plus vive, et l'inflammation
se met de la partie. Si au contraire le malade
est dans un affaissement considérable, il ne se
fait aucune augmentation dans la tumeur ; l'inflammation ne survient point, la douleur diminue,
le malade meurt le deuxième, troisième ou quatrième jour. Si par un heureux hasard il parvient
jusqu'au septième, alors le bubon s'élève de plus
en plus, s'enflamme, devient douloureux, la suppuration tarit, et le malade est hors de danger ; en effet, ces changemens n'arrivent que
parce que les forces du malade sont en état de
surmonter la maladie. L'on remarque que les
symptômes graves et mortels s'affaiblissent à
mesure que l'inflammation dégénère en suppu-

ration; lorsque le bubon parvenu à une parfaite maturité, est soumis à l'incision, pour lors il rend un pus très-blanc, homogène, et d'une parfaite qualité; de façon que la plaie au bout de quelques jours se cicatrise entièrement.

Des charbons pestilentiels.

Les charbons pestilentiels constituent le second signe externe de la peste, ils se placent sur tous les points de la surface du corps, et sur toutes les parties charnues. Plusieurs Auteurs assurent qu'ils attaquent aussi les parties intérieures du corps ; il faut cependant excepter, suivant *Samoilowitz*, toutes les parties recouvertes de poils, ainsi que celles où se manifestent les bubons. Ces accidens paraissent ordinairement lorsque la peste est à son haut degré de malignité, rarement dans son commencement et à sa fin.

Dès que le charbon commence à paraître, les pestiférés éprouvent déjà une douleur très-vive dans l'endroit où il doit se placer, endroit qu'ils désignent dès le commencement de la maladie.

Le charbon s'annonce par un très-petit bouton ou pustule, remplie de sérosité jaunâtre, sans aucun signe d'inflammation. Ce bouton au commencement n'est pas plus gros que la tête d'une épingle ; mais d'une heure à l'autre il s'élève et s'étend de plus en plus; lorsqu'il a atteint la largeur d'une ongle ou un peu plus, la pellicule qui l'enveloppe se gerce, et il en découle un peu de sérosité; si on examine le fond de ce bouton, on le trouve déjà d'un noir foncé, et il a le caractère d'un parfait charbon; il s'étend de plus en plus, quelquefois même jusqu'à la largeur du double de la paume de la main. Ils peuvent paraître au nombre de plusieurs; ils creusent les chairs quelquefois d'une très-grande profondeur et même jusqu'à l'os. Ils sont toujours de quelque étendue et profondeur, quoiqu'ils soient d'un noir foncé et gangreneux, et d'une dureté extraordinaire; d'où l'on doit tirer des conclusions peu favorables aux scarifications hâtives qu'ordonnent un grand nombre d'Auteurs, qui ont travaillé sur la peste. Le charbon dont la circonférence est rouge, est moins dangereux que celui dont les bords sont livides et noirs.

Des pétéchies.

Les pétéchies sont le troisième signe externe de la peste, soit petites ou grandes, et surtout les pétéchies confluentes. Elles se manifestent sur toute la surface du corps, et principalement sur la poitrine, le ventre, les cuisses, le cou, les bras, les jambes, tant des enfans que des adultes. Leur couleur pour l'ordinaire est d'un pourpre foncé, mais à la fin elles sont tout à fait noires sans aucune inflammation ni élevation. Elles paraissent dans tous les degrés de la peste ; celles du degré du milieu, sont toujours confluentes d'une largeur extraordinaire, et très-noires. Lorsqu'elles sont confluentes elles dégénèrent souvent en charbons, signes avant-coureurs de la mort.

Au moment où les pétéchies veulent paraître le malade sent à la surface du corps, non une démangeaison, mais une douleur véritablement lancinante, surtout dans les endroits où les pétéchies doivent dégénérer en charbons.

Quelques Auteurs placent au nombre des signes externes, des espèces de taches à la peau, ressemblantes à des meurtrissures, et qu'ils dénomment vibices ; ce quatrième signe est rare et paraît peu de temps avant la mort.

CHAPITRE XIII.

DE QUELQUES SIGNES OU SYMPTÔMES PARTICU-LIERS DE LA PESTE.

QUOIQUE dans les Chapitres précédens nous ayons donné la description exacte des symptô-mes de la peste, d'après le docteur *Samoilowitz.* Nous parlerons dans celui-ci de quelques signes ou symptômes particuliers, dont le docteur *Paris* a fait mention dans son mémoire sur la peste, tels que des douleurs que ressentent à l'endroit des cicatrices, des bubons, charbons, ceux qui ont déjà été attaqués de la peste, au moment où la peste commence à régner. Dès qu'il n'y a point de peste, ces personnes ne sont point in-commodées; et la douleur est d'autant plus vive que l'épidémie est plus aiguë, telles que des dou-leurs dans les os et dans les reins. Des sueurs colliquatives, aigres, grasses et fétides, et sur-tout la gangrène sèche, et la mollesse des mem-bres après la mort, des urines troubles et gras-ses, où l'huile surnage comme par flocons.

Suivant le docteur *Paris*, dès les premiers jours de l'invasion, le pouls est fort différent d'un côté à l'autre; il y a plus de roideur et d'intermittence du côté où le bubon doit paraître.

Dès les premiers jours il paraît toujours une tache violette au milieu de la langue, avec deux raies blanches aux extrémités de sa largeur; ce signe est infaillible, il passe même pour un secret parmi ceux qui fréquentent les pestiférés; c'est par-là qu'ils reconnaissent la maladie avant l'apparition des bubons, charbons, etc.

Il conclut à regarder comme signes pathognomoniques de la peste, la différence du pouls d'un côté à l'autre, la marque violette et les deux raies blanches sur la langue, et les taches pourprées sur la poitrine.

Le même Auteur reconnaît plusieurs espèces de peste :

  1.º La peste benigne.
  2.º La peste interne.
  3.º La peste putride.
  4.º La peste nerveuse.
  5.º La peste intermittente.
  6.º La peste sanguine.
  7.º La peste par affection de l'ame.
  8.º La peste bilieuse.

Il donne les symptômes propres à chaque espèce.

Dans la première les symptômes ne sont point alarmans; la fièvre est légère, l'éruption des bubons et des charbons est facile. Des cataplasmes suppuratifs sur le bubon, et un régime convenable, suffisent pour guérir promptement cette maladie.

Dans la peste interne les symptômes sont des plus alarmans ; ils sont tous portés à un degré extrême ; il ne se fait aucune éruption à la peau, ou elle ne se fait qu'imparfaitement, la nature ne peut chasser le venin au dehors et la mort enlève rapidement le malade.

La peste putride s'annonce par des signes de pourriture ; la bouche mauvaise, la langue pâteuse, les nausées fréquentes, le vomissement abondant, les cardialgies, l'abattement universel sont inséparables de cet état. Les bubons ou les charbons en paraissant ne calment pas les symptômes, et si les premières voies ne sont pas évacuées, le malade périt infailliblement.

Dans la peste nerveuse, la douleur de tête est violente, le regard est égaré, les oreilles teintent, le vomissement est violent, le frisson est vif, douloureux, fréquent, le diaphragme est agité et d'une sensibilité surprenante, les tremblemens et convulsions sont inséparables de cet état.

Si la nature chasse promptement le venin audehors, la maladie peut se terminer heureusement.

La peste intermittente, présente les symptômes de la peste putride, et un paroxisme annoncé par les frissons, tous les jours au même temps, ou tous les deux jours, selon le caractère de l'intermittence ; cette espèce a été observée par *Chicoyneau*, lors de la peste de Marseille ; elle fût traitée avec succès par le quinquina. *Sydenham*, *de Haen*, semblent reconnaître cette espèce de peste intermittente.

Dans la peste sanguine, tous les signes de la pléthore se manifestent, la tête est pesante, les yeux, le visage sont rouges ; il paraît souvent une hémoragie par le nez, le pouls est plein, fort, la saignée soulage le malade.

La peste par affection de l'ame, est fort commune parmi les femmes et les hommes pusillanimes ; le pouls est faible, dur, intermittent, les yeux sont égarés, le visage pâle, la voix tremblante, le malade ne pense qu'aux horreurs de la mort. Le délire n'est point furieux, quelquefois le malade ressent des tremblemens à la langue, et aux extrémités du corps, quelquefois des convulsions, des sueurs froides, des cardialgies.

Des paroles douces et consolantes, les attentions, et la confiance des assistans rassurent le malade, combattent avec quelques succès cette maladie, donnent des forces à la nature, pour hâter l'éruption des bubons et charbons, et guérir le malade.

Dans la peste bilieuse, paraît le vomissement abondant d'une bile verte avec des cardialgies et des tremblemens ; les yeux sont jaunes, le pouls dur, la bouche amère, le délire furieux, les yeux égarés ; le charbon est plus commun que le bubon, et les symptômes ont un caractère d'inflammation.

Cette division de la peste en huit espèces, n'est point dans la nature de cette maladie ; ces différentes espèces sont plutôt des modifications de cette maladie, produites par les divers tempéramens des malades, par les affections de l'ame, par la nature des maladies régnantes, à l'époque de la peste, par les différens dégrés de l'épidémie.

D'ailleurs les symptômes propres à chaque espèce, ne présentent point un caractère de maladie distinct, qui exige le même traitement chez tous les pestiférés ; ils désignent seulement une modification de cette maladie, qui demande dans le traitement l'application particulière de quelques remèdes tels que la saignée, chez les tempéramens sanguins, et l'usage du quinquina, lorsque la peste se complique de fièvre intermittente.

Cette division a cependant le mérite de désigner au praticien ces différentes complications de peste, et de lui indiquer divers moyens curatifs, pour ne pas se livrer à une seule et unique méthode, toujours dangereuse dans les épidémies.

CHAPITRE XIV.

DU PRONOSTIC.

LE pronostic de la peste est toujours très-fâcheux ; puisque nous avons dit plus haut que la peste est une maladie aiguë dont les ravages sont affreux, et qui emporte dans un pays qui en est affecté, et en fort peu de temps les deux tiers de ses sujets si on ne s'oppose à ses progrès.

Le pronostic varie cependant selon le degré de la pestilence, et suivant les périodes de l'épidémie ; selon le nombre et la violence des symptômes, selon la disposition générale des sujets, les moyens qu'on emploie pour en arrêter le cours, et pour la traiter enfin suivant les saisons.

La peste fait plus de ravages dans son degré du milieu, que dans son commencement, ou son déclin ; et toujours en raison de son degré de malignité. Plus les symptômes sont nombreux et d'un méchant caractère, plus est fâcheux le pronostic de la peste.

La peste fait d'autant plus de ravages que les sujets qu'elle attaque sont déjà épuisés et disposés aux maladies épidémiques par la malpropreté, la misère, la famine et les guerres qu'ils

auront supportées , et par l'infection de l'air produite par les exhalaisons des cadavres ou des
marais.

La peste quoique de mauvaise nature fait quelquefois peu de progrès , lorsque le gouvernement
emploie des moyens prompts et puissans pour en
arrêter le cours. Si , au contraire , on ne s'oppose
point à sa marche , elle croît en allant , et quoique
cette maladie ait débuté d'une manière bénigne ,
elle prend un caractère de violence qu'il est
difficile de dompter.

Il paraît enfin que la peste fait moins de
progrès dans l'hiver que dans les autres saisons ,
et moins encore lorsque le vent du nord souffle ,
que pendant le règne du vent du midi.

Voyons le pronostic qu'on peut tirer des symptômes généraux et particuliers. On peut regarder
comme symptômes funestes l'assoupissement , la
frénésie , tremblemens , convulsions , bégaie-
mens , les extrémités froides , livides , les ongles
noirs , la faiblesse de vue et d'ouïe , la langue
sèche , noire , enflammée ou ulcérée , avec fièvre ,
pouls faible , inégal , intermittent , filant sous
le doigt , face plombée , regards affreux , puan-
teur d'haleine , oppression , défaillance , palpi-
tation , prostration des forces vitales et musculaires , serrement de cœur , hoquet , vomissemens
de matières noires et fétides , délire avec ou
sans fureur , urines fétides , huileuses , hémo-

rhagie sans soulagement donnant un sang décomposé , gangrène ihterne ou externe, sueurs
froides.

Lorsque la peste paraît compliquée de péripneumonie, d'esquinancie, de dévoiement, dyssenterie , lienterie et de terreur , le pronostic est
fâcheux.

Si le pestiféré conserve de la vigueur et du
courage , s'il a l'esprit présent et égal , l'estomac peu dérangé , si la langue est humectée ,
s'il s'établit une sueur heureuse , si le virus est
porté à la peau à l'aide des bubons et charbons,
avec diminution sensible des symptômes , on
doit espérer la guérison.

Le bubon est moins dangereux que le charbon,
et celui-ci moins que les pustules et les exanthèmes , surtout lorsqu'ils sont noirs , ou tendent
à la gangrène. Plus le bubon s'éloigne de la
couleur naturelle , plus il est malin ; le noir, le
livide sont mortels. Le bubon dont la suppuration
est louable , qui a paru après l'invasion de la
maladie , et avec sensible diminution des accidens doit être considéré comme critique et salutaire. Le charbon qui succéde au bubon est un
signe mortel. Les charbons qui surviennent au
visage et qui affectent les organes intérieurs sont
mortels. Le bubon sous l'aisselle est plus dangereux que celui de l'aine ; le symptômatique
plus que le critique. Plus le charbon est noir ,

l'escare dure et profonde, plus il est malin.
Le symptômatique plus dangereux que le critique ; celui qui affecte la peau ou les muscles , moins dangereux que celui qui affecte
les parties membraneuses et tendineuses , les
doigts et les articulations. Le charbon accompagné d'une espèce de queue est très-dangereux
et encore plus celui qui devient blanc sans une
diminution considérable de la fièvre. Si les
charbons viennent aux émonctoires , à la place
des bubons c'est un mauvais signe.

L'on peut en général considérer comme accidens et symptômes de la peste toutes les éruptions extérieures qui surviennent sans diminution
sensible de la fièvre : au contraire elles deviennent critiques et salutaires lorsque leur apparition est suivie d'une diminution sensible de la
fièvre et des autres symptômes de la maladie ,
et lorsqu'il s'établit une suppuration louable et
qui porte au-dehors tout le virus pestilentiel, ce
qui juge complètemeut la maladie.

Les éruptions extérieures doivent dans ce cas
être jugées comme critiques.

Quoique *Samoilowitz* soit d'un avis contraire
dans un endroit, et pense comme nous dans un
autre , puisqu'il dit qu'on n'est parfaitement
guéri de la peste que lorsqu'on a surpassé la maladie ; c'est-à-dire lorsque tout le venin pestilentiel a été chassé hors du corps à l'aide de la
suppuration complète du bubon ou du charbon.

Les sudorifiques qui ne procurent point la sueur désignent une mort prochaine.

Les affections comateuses, quelque dangereuses qu'elles paraissent, ne sont pas toujours des signes mortels.

Le retour du flux périodique est le signe le plus heureux pour les femmes pestiférées.

La rétention d'urine avec douleur lancinante à la région hypogastrique et le long du canal de l'urètre annonce quelquefois un charbon à la vessie toujours mortel.

Les femmes enceintes qui sont attaquées de la peste avortent et souvent périssent, ainsi que l'enfant qui quelquefois présente des symptômes de peste. *Samoïlowitz* a observé que les enfans, les jeunes gens de l'un et l'autre sexe, les femmes, les personnes d'un tempérament phlegmatique sont plus susceptibles de la contagion pestilentielle que les personnes âgées et d'un tempérament sec.

Les bubons qui disparaissent tout-à-coup annoncent, par la rétropulsion de l'humeur, une mort certaine ; à moins que la nature ne soit assez puissante pour les faire reparaître sous peu de jours. Dans ce cas le praticien doit toujours faire ses efforts pour exciter la nature à porter hors du corps l'humeur pestilentielle.

CHAPITRE XV.

INSTRUCTION POUR LES VILLES MENACÉES DE LA PESTE.

UNE ville est menacée de la peste, lorsqu'elle est voisine de quelque endroit pestiféré. Dès ce moment il est de la prudence et du devoir des magistrats de faire tous les préparatifs nécessaires pour préserver son pays ; car il ne faut jamais dans ce cas s'en rapporter absolument aux précautions prises par les magistrats de l'endroit infecté à l'égard des hommes et des marchandises qu'ils laissent sortir pour être mises en circulation.

Il faut établir sur-le-champ à un quart de lieue un double cordon de troupes qui cerne exactement la ville ; il faut que les hommes armés soient assez rapprochés pour que rien ne puisse leur échaper, et d'une sévérité incorruptible.

Désigner deux routes ou deux aboutissans par où tout doit arriver et entrer dans la ville ; brûler les marchandises prises sur d'autres routes que celles désignées , et punir sévèrement les hommes qui voudraient pénétrer dans la ville par d'autres chemins, et les fusiller même s'ils opposaient de la résistance.

Établir du côté de la ville, sur chacune des deux routes et à la distance d'un quart de lieue des barrières, un bureau de santé et des hangards immenses pour mettre en quarantaine les hommes et les marchandises venant d'un endroit suspect, ou d'un endroit infecté. Les personnes remplissant quelques fonctions aux barrières, qui les mettent en communication avec les hommes ou les marchandises infectées ou suspectes ne communiqueront plus avec la ville sans avoir fait eux-mêmes quarantaine. Toutes les lettres seront incisées, trempées dans le vinaigre à l'aide de longues pincettes ou de longs instrumens de fer, remises ensuite en paquets, et liées avec de nouvelles cordes. L'enveloppe ainsi que les cordes qui les liaient auparavant seront brûlées.

Le bureau de santé visera les passeports, visitera les voyageurs et ordonnera tout ce qui doit être fait à leur égard.

Il sera composé de quatre magistrats, deux officiers-de-santé.

Les marchandises suspectes et infectées seront étalées à l'air dans les hangards et fumigées dans un endroit convenable.

Les voyageurs venant d'un endroit infecté seront lavés deux ou trois fois de la tête aux pieds avec du vinaigre.

6.

Tous leurs cheveux ainsi que les poils seront rasés ; ils seront exactement visités par l'officier de santé, s'ils présentent quelques symptômes de peste, ils seront sur-le-champ séparés des autres, mis dans une cabane particulière pour y être traités. Après leur mort ou leur guérison leurs effets et la cabane seront brûlés.

Les troupes formant le cordon tueront impitoyablement tous les chiens, chats et même les autres animaux qui s'écarteraient des deux routes désignées pour entrer dans la ville.

Malgré toutes les précautions il ne faut laisser entrer dans la ville que les alimens absolument nécessaires, défendre l'entrée des laines, cotons, fils, soies, etc. objets peu nécessaires dans des momens de calamité.

Ne permettre même l'entrée aux hommes que pour des affaires importantes et après leur avoir donné des vêtemens neufs.

On peut ménager à l'endroit des barrières un local convenable où il sera permis aux habitans de venir parler, et à une certaine distance, avec les voyageurs détenus en quarantaine. Les gardes veilleront à ce qu'il ne s'établisse aucun contact entre eux. Il sera nécessaire d'établir de larges fossés qui les tiennent à une distance de cinquante *pas*.

Dans le hangard on construira une maison pour les fumigations.

Les bourgs et villages prendront également en ce qui les concerne des précautions sevères et convenables pour se garantir, et basées sur celles-ci.

CHAPITRE XVI.

DES MOYENS A EMPLOYER DANS LES VILLES PESTIFÉRÉES.

Les symptômes de la contagion étant ordinairement difficiles à distinguer, on se flatte, on s'aveugle sur son malheur ; les uns disent que c'est la peste, d'autres disent que ce ne l'est pas, et l'on perd ainsi en vaines disputes un temps qu'il faudrait uniquement employer à la défense; la maladie se propage et elle est déjà répandue dans plusieurs endroits avant qu'on ait employé des moyens convenables. Si au contraire la peste était reconnue chez les premiers malades, les séquestrer, et mettre en quarantaine tous ceux qui les ont fréquentés ; on étoufferait cette maladie dès sa naissance.

Dès qu'une ville est infectée de la peste, il faut laisser sortir tous ceux qui n'étant point suspects d'infection ont des moyens de vivre hors de la ville. Cette liberté procure dès-lors une diminution considérable sur la totalité des citoyens ; la maladie trouve moins de victimes à immoler ; l'aprovisionnement de la ville devient plus facile, son administration moins compliquée, et on obvie facilement aux désordres et à la confusion qu'entraînent inévitablement ce temps de crainte et de calamité.

Si on permet à la partie inutile des citoyens de sortir, il faut inexorablement la refuser à tous ceux qui veillent à la conservation de l'ordre , et qui sont chargés de faire exécuter les lois du gouvernement. Il faut enflammer le zèle des gens de l'art de guérir, et de tous les bons citoyens qui peuvent soit par leur fortune , soit par leur courage , leur zèle et leur activité concourir au soulagement des malades , et au *secours des gens* sains.

Il faut fermer tous les endroits publics , tels que les salles de spectacle , les églises , cabarets, auberges , les grands atteliers et les magasins ; faire tuer tous les chiens et les chats et autres animaux domestiques , et les enterrer à une très-grande profondeur ; établir une police sévère pour la propreté des maisons , des rues , faire porter les immondices hors de la ville , établir hors de la ville les boucheries , faire ous les approvisionnemens nécessaires en comestibles et combustibles pour six mois au moins ; et lever pour cet objet les contributions nécessaires sur les gens aisés. Dans les approvisionnemens seront compris les drogues, les parfums et une grande quantité de vinaigre.

Dès que la peste est reconnue il ne faut pas craindre de l'annoncer, afin de prendre de suite les mesures convenables, toutes les raisons qu'on peut alléguer contre cette déclaration ne peuvent point balancer les inconvéniens résultans de toute espèce de démarches contraires.

Il faut enfermer tous les mendians et gens sans aveu ; défendre toute communication entre là rue où est le pestiféré et les autres ; mettre en quarantaine tous les habitans de la maison où est le pestiféré ; et après sa guérison ou sa mort, faire brûler tous les effets que contenait l'appartement et le tenir fermé jusques à la fin de l'épidémie.

Diviser la ville en plusieurs sections pour que la surveillance et l'administration soient plus faciles, établir plusieurs grandes maisons pour recevoir les malades.

La première pour les malades pestiférés, on la nomme *infirmerie.*

La seconde pour les suspects, c'est-à-dire pour les familles des pestiférés et ceux qui on communiqué avec eux.

La troisième pour les convalescens dont les ulcères ne sont pas cicatrisés.

La quatrième pour les quarantainadres, c'est-à-dire pour ceux qui ne paraissant pas malades sont obligés à une exacte quarantaine avant de leur permettre la sortie de la ville pestiférée.

Outre ces quatre maisons il faut un hôpital pour ceux qui sont affectés de toute autre maladie.

Une sixième maison est nécessaire pour ceux dont la maladie est douteuse, pour ne pas mettre un pestiféré dans l'hôpital ordinaire, ni un fiévreux, par exemple, dans l'infirmerie des pestiférés.

Toutes ces maisons doivent être munies de toutes les choses nécessaires. On brûlera les lits des pestiférés au moment où ils seront transférés à l'hôpital, et leurs linges seront lessivés.

A la porte de ces maisons un fourneau et une grande chaudière d'eau bouillante pour laver et désinfecter les hardes et effets de ceux qui entrent.

Il faut établir des bureaux

> De santé,
>
> De police,
>
> d'administration générale,
>
> d'approvisionnement.

Investir le pays infecté à un quart de lieue de distance. Le blocus sera fait par des hommes armés qui seront tentés et barraqués ; il faudra rapprocher assez les sentinelles, et la nuit faire

des patrouilles afin qu'il n'en puisse rien sortir ;
il est essentiel que ceux qui commandent le
blocus soient fermes, vigilans et sévères.

Si le mal se répand dans des maisons écartées
qui ne peuvent être comprises dans le blocus,
il faudra faire entrer dans le blocus les individus
qu'elles contenaient, ordonner que les portes
soient murées, ou faire brûler la maison si on le
juge convenable, ou au moins les effets.

Réprimer sévèrement les insurrections des
villes bloquées si les habitans tentaient de dé-
passer le blocus.

Dans l'étendue des blocus il faut établir deux
barrières dans les endroits les plus convenables
pour fournir aux habitans ce dont ils ont besoin.

Il faut encore à cinq ou six lieues à la ronde
des endroits attaqués de la peste et du blocus
former un second cordon de troupes, ou un large
fossé, qu'on ne pût franchir que dans deux
endroits où seraient des barrières et des bureaux
pour visiter les billets de santé, les hardes et
les marchandises qui seront de nouveau visitées à
la seconde barrière du second cordon de troupes.

Ces billets de santé doivent contenir en détail
la quantité, la qualité des meubles, hardes ou
marchandises, et si on trouve quelque chose qui
ne soit pas désigné dans le billet, on la fera
brûler, et le porteur sera puni sévèrement.

Il faut désigner les routes soit pour les voitures , soit pour les gens à pied , et même punir de mort ceux qui s'en écarteront.

A mesure qu'on fera transporter les malades dans les différentes maisons de santé , il faudra parfumer le domicile d'un fort parfum , ouvrir les fenêtres et tenir les portes murées pendant quarante jours, et brûler tous les effets susceptibles de contagion.

Préparer des endroits vastes et bien aérés pour les sépultures , et une grande quantité de chaux-vive , un grand nombre de gens armés pour faire faire aux corbeaux ou fossoyeurs leur devoir ; punir de mort ceux qui voleront des hardes pestiférées „ même les femmes ; car il n'y a point de petites fautes en ces circonstances.

Dans le début de la maladie, lorsqu'il n'y a que quelques maisons qui enferment des pestiférés , il faut murer les portes, y laisser les malades , et leur tendre par les fenêtres les secours néces-saires.

Dans le début de la maladie, lorsqu'il n'y a que quelques maisons qui enferment des pestifé-rés, il faut en faire murer les portes , y laisser les malades et leur tendre les secours nécessaires par les fenêtres ; quand ils sont morts ou guéris , les enlever et laisser en quarantaine tous ceux de la même maison , ensuite la désinfecter.

Il est indispensable de transporter les pestifé-rés dans les infirmeries ; on emploiera même la force, si elle est nécessaire ; ce moyen est cruel à la vérité ; mais il est le seul capable de mettre fin à cette cruelle épidémie.

On peut encore, si c'est une petite ville ou un village, mettre tout le monde en quarantaine dans leur maison, ensuite les désinfecter. Ce moyen est impraticable dans les grandes villes ; il faut donc préférer le transport des pestiférés dans les infirmeries.

Je n'entrerai pas dans de plus grands détails sur cet objet. On consultera pour l'organisation des bureaux, pour la police à établir dans les endroits pestiférés, et pour les moyens d'approvisionnemens, les diverses ordonnances faites par les magistrats, dans ces temps de calamités ; on choisira celles qui conviendront le mieux à la population, aux localités et à la marche de la maladie. *Voyez, traité des causes, accidens, et de la cure de la peste, imprimé par ordre du Roi ;* ouvrage précieux, qui présente un recueil complet des ordonnances, édits, arrêts, convenables en ces malheureuses circonstances ; ainsi que des réglemens pour la désinfection des maisons. Quant aux ports de mer, il ne s'agit que de faire exécuter avec la plus grande rigueur les sages ordonnances existantes, des Lazarets, pour la *quarantaine des voyageurs* et des marchandises ; les lois sanitaires que va donner le gouvernement, réunies à celles que j'ai déjà con-

seillé d'exécuter suffiront pour guider les magistrats dans leur conduite; trouvant dans les réglemens toutes les notions nécessaires, je n'entrerai pas dans de plus grands détails.

CHAPITRE XVII.

DES MOYENS PRÉSERVATIFS QUE DOIVENT EM-
PLOYER LES PARTICULIERS, AINSI QUE CEUX
QUI PAR ÉTAT SONT OBLIGÉS DE VISITER LES
MALADES.

LA fuite est le meilleur de tous les préservatifs
contre la peste; les médecins Italiens la conseillent
de préférence à tous les *remèdes; aussi disent-
ils, fuyez vîte, allez loin, revenez tard; cela
s'appelle les pillules aux trois adverbes.*

La peste ne se communiquant que par contact, tous ceux qui pourront s'isoler, c'est-à-dire
s'enfermer dans leurs maisons, soit à la ville,
soit à la campagne, et ne communiquer avec
personne, pendant l'épidémie, ne seront point
infectés. Avant de s'enfermer il faut approvision-
ner sa maison des choses nécessaires à la vie, et
des parfums pour parfumer tous les jours ses appartemens. S'ils étaient obligés de recevoir des

alimens de dehors ou autres objets, ils ne les recevront que par une fenêtre, dans un vase de
fer blanc, attaché à une chaîne de fer ; ils ne
prendront, qu'avec de longues pincettes de fer,
les objets contenus dans le vase, pour les tremper
dans le vinaigre, et ensuite les manier sans crainte.
On peut encore les laver dans l'eau, ensuite les
fumiger. On peut placer à cinquante ou cent pas
de la maison, et au de-là d'une barrière de fer,
deux baquets, l'un rempli d'eau, et le second
rempli de vinaigre, dans lesquels on déposera
les objets, les alimens, ce qu'on voudra recevoir
dans l'intérieur de la maison. Il est inutile de
recommander de tuer les chiens et des chats ; et
de prendre garde qu'il n'en pénètre, dans votre
domicile, aucun des maisons voisines. Il faut vivre sobrement, user modérément de tout. *Labor,
cibus, potus, venus, omnia sint mediocriter.*
Il faut travailler, boire, manger, et user des plai-
sirs de Vénus, avec modération ; ajouter à ce
précepte, de la fermeté et de la gaîté.

Il faut tenir les appartemens dans une grande
propreté et bien aérés, les parfumer deux fois
par jour avec des parfums que j'indiquerai ci-
après, ne porter que des vêtemens de soie ou de
toile, changer souvent de linge, prendre des
bains tièdes ou froids, suivant la saison ; se laver chaque jour tout le corps avec du vinaigre,
manger des alimens sains, et toujours acidulés

avec du vinaigre ou du jus de citron ; boire peu mais du bon vin, manger peu de légumes, peu de viandes, peu de fruits, point de poissons, éviter les indigestions ; si l'air est froid, faire du feu dans les appartemens, pour entretenir une douce transpiration.

Les marchands étant très-exposés à la contagion, ils doivent user des précautions suivantes : ils tiendront fermée la porte du magasin, ils ne communiqueront avec les acheteurs, que par une petite fenêtre, par laquelle ils feront voir, et livreront les marchandises, sans que les acheteurs les manient ; la marchandise livrée, ils recevront l'argent, dans un vase rempli de vinaigre. Avec ces précautions on ne craint point l'infection.

Toutes les marchandises ainsi que tous les comestibles, sont plus ou moins susceptibles de contagion ; il faut donc envers toutes user de plus ou moins de précautions, même envers le pain ; quoique plusieurs personnes prétendent qu'il n'est point susceptible de contagion.

Ceux qui par état sont obligés de servir les pestiférés, se comporteront de la manière suivante : ils seront vêtus d'un gilet et d'un pantalon de toile cirée, ils porteront des sabots, un masque vernis et à lunettes, un bonnet de toile cirée, des gands de toile cirée. Ainsi vêtus, ils iront voir les malades, faisant porter devant eux, une torche allumée, composée de poix-résine et d'autres parfums ; avant d'entrer dans la chambre du malade , ils feront ouvrir les portes et les fenêtres , et brûler des parfums ; ils tâteront le pouls , en faisant tremper le poignet du malade dans le vinaigre. Pendant le séjour, dans la chambre du malade, il ne faut pas prendre du tabac ni avaler sa salive, la cracher au contraire, et se moucher ; prendre garde de ne point toucher ou manier les objets contenus dans la chambre du malade, et ne point se frotter contre les murs, les meubles , ni le lit du malade , ni s'asseoir.

Avant de sortir pour faire les visites des malades, les médecins, chirurgiens, etc., prendront le matin, un demi-verre de vin sucré, ou autres alimens spiritueux et acides. Il ne faut jamais sortir à jeûn.

En rentrant chez eux, ils quitteront dans le vestibule ou l'escalier, les vêtemens qui les enveloppaient, ainsi que leurs sabots, qui seront sur-le-champ passés au parfums dans un endroit convenable. Ils se laveront les mains et tout le corps, avec un mélange d'eau et de vinaigre, ils se gargariseront la bouche avec du bon vinaigre ; ils feront fumiger tous leurs appartemens, plusieurs fois par semaine ; s'ils ont quelques craintes , ils se feront aussi parfumer. La sobriété, la gaîté, et le plus grand courage, doivent encore, et plus que chez les autres, faire la base de leur conduite.

Quant aux préservatifs pris intérieurement, l'observation et l'expérience n'ont encore prononcé en faveur d'aucun ; nous donnerons cependant les recettes des plus vantés, en parlant des parfums.

CHAPITRE XVIII.

DES REMÈDES EMPLOYÉS DANS LA CURATION DE LA PESTE.

De la saignée.

JUSQU'A présent, nous n'avons ni observations ni expériences certaines, qui puissent nous conduire victorieusement dans le traitement de la peste ; malgré cette grande incertitude sur l'administration et les effets des remèdes, nous parlerons de ceux qui ont été employés jusqu'à nos jours, des effets qu'ils ont produits, et du sentiment des divers Auteurs qui ont écrit sur *cette cruelle* maladie, et qui les ont administrés. La saignée est utile ou nuisible dans le traitement de la peste. On peut généraliser cette question ; ses effets varient, suivant le degré de la maladie, suivant la saison ; la constitution des malades, ses complications ; enfin, suivant le moment où elle est administrée, et le pays où la peste exerce ses ravages.

La saignée dans la cure de la peste a eu de grands partisans, parmi les médecins de temps un peu éloigné. *Botallus*, médecin, affirme qu'il ne croit pas qu'il y ait aucun remède plus utile dans le traitement de la peste, que la saignée, pourvu qu'elle soit faite à temps et en quantité suffisante : et qu'elle a paru quelquefois inutile, parce qu'elle a été faite trop tard, ou en trop petite quantité. Il parle d'après l'expérience.

Plusieurs autres médecins sont du même avis, tels que *Louis Mercatus, Pereda, Nicolas Massa, Mercurial, Forestus, Pierre Paschal,* ce dernier défend la saignée après les douze premières heures de la maladie. *Sydenham*, médecin anglais, soutient que la saignée est très-efficace dans le traitement de la peste. *Willis,* médecin anglais, est encore de cet avis, mais il ne la conseille qu'en usant de beaucoup de précaution, et très-rarement, et il préfère les ventouses scarifiées. *Paris*, médecin français, ordonne la saignée chez les sujets pléthoriques, et dans les pestes sanguines ou inflammatoires. *Samoilowitz*, médecin russe, pense que la sai-

gnée est utile, et très-salutaire lorsque les malades pestiférés sont d'une constitution vigou-
reuse, d'un tempérament sec, bilieux, qu'ils ont
le pouls plein, fort, fréquent, la peau brûlante,
et que dès le commencement de l'infection ils
sont tourmentés de délire, qui va jusqu'à la
fureur ; dans ce dernier cas, il a répété la saignée plusieurs fois.

Si après une première saignée, le malade s'af-
faiblissait, et si la transpiration ne s'établissait pas,
il n'ordonnait point une seconde saignée, au
contraire il ordonnait les toniques et les sudorifiques.

Boetticher, dans la cure qu'il nous donne de
la dernière peste de *Copenhague*, assure qu'aucun de ceux qui furent saignés après douze heures de maladie, n'en échappa, et que ceux qui
furent saignés avant que les dix premières heures
de la maladie fussent écoulées s'en trouvèrent
bien.

Ambroise Paré, dans son traité de la peste,
qui ravagea presque toutes les villes de France,
en l'année 1505, dit que la saignée fut généralement très-pernicieuse. *Ranchin* rejette la saignée et les purgatifs ; et veut qu'on provoque
les sueurs.

Diemerbroeck, qui assista les pestiférés pendant plusieurs années, dans la ville de *Nimègue*
et les environs, assure que tous ceux qui avaient

été saignés périrent, que ceux même à qui l'on avait ouvert la veine, pour quelqu'autre maladie ou par précaution, avaient aussitôt été attaqués de la peste, d'une manière funeste.

Barbette, qui traita les pestiférés dans la ville d'*Amsterdam*, dans l'année 1665, a rapporté que la saignée fut très-nuisible aux pestiférés, et à ceux à qui elle fut pratiquée par précaution. Ce fut encore le sentiment de plusieurs médecins d'*Amsterdam*. Les autres médecins allemands, ne la recommandent pas mieux. Les médecins qui traitèrent la cruelle peste de *Marseille*, furent obligés de s'en abstenir absolument dans le traitement de cette maladie, à raison des mauvais effets qu'elle produisit.

D'après l'expérience et les observations, nous voyons que la saignée a été dans quelques épidémies utile, et dans d'autres nuisible. Qu'elle a de très-grands partisans, et de très-grands antagonistes. Dans cette cruelle incertitude, que doit faire le praticien? nous pensons qu'il doit se conduire prudemment; et n'administrer la saignée, que dans les complications de peste vraiment inflammatoires, et s'en abstenir généralement, dès que dans ces cas même elle sera nuisible; et ne jamais généraliser l'administration de ce remède, et toujours consulter l'expérience.

Des vomitifs et des purgatifs.

Les avis des médecins tant anciens que modernes, sur l'administration des émétiques et des purgatifs dans le traitement de la peste, sont encore divisés; le plus grand nombre cependant rejette fortement l'administration de ces remèdes: d'après leurs observations, les évacuations produites par les vomitifs et les purgatifs, affaiblissent les forces du malade, surtout s'ils sont administrés dans le début de la maladie, appellent au centre le venin pestilentiel, que la nature par un travail particulier cherchait à jeter à la circonférence, c'est-à-dire à la peau, pour de-là le chasser hors du corps à l'aide des bubons et charbons, etc. Seule voie employée efficacement pour dompter la maladie. Le virus rappelé au centre, sur des organes essentiels à la vie, fait de grands ravages et tue le malade.

L'ipécacuanha a quelques partisans; les uns veulent qu'il agisse par le haut et par le bas; d'autres prétendent qu'il est plus utile lorsqu'il ne détermine que peu d'évacuations. Quelques-uns le donnent plusieurs fois à telles époques de la maladie; d'autres ne l'administrent qu'une seule fois et à des époques différentes. Il serait trop long de citer les Auteurs qui sont de ces différens avis.

Il en est donc des émétiques et des purgatifs comme de la saignée, même incertitude : l'expérience et l'observation seules peuvent prononcer dans une épidémie régnante, sur l'emploi de ces remèdes. Il faut que la prudence et la sagesse conduisent le médecin dans ses tentatives.

DES SUDORIFIQUES.

Il n'y a qu'un avis sur les sudorifiques, c'est le plus puissant des remèdes employés contre la peste. Son administration doit être prompte et toujours proportionnée aux forces du malade, à l'état inflammatoire de la maladie. Il est dangereux de temporiser pour l'administration de ce remède ; il est d'autant plus utile, qu'il est employé dès l'invasion de la maladie. On vante beaucoup parmi les remèdes composés le diascordium, la thériaque, à la dose de deux, trois et quatre drachmes aiguisés avec le sel volatil de corne de cerf, demi-drachme, et avec le camphre 10 grains délayés dans quatre onces d'infusion de chardon-bénit pris en deux ou trois doses. On aidera à la transpiration par des vessies remplies d'eau chaude appliquées entre les cuisses et le long du corps et les couvertures. On peut entretenir la transpiration pendant 24 heures ;

on peut tenter les autres sudorifiques simples et tirés de la classe des végétaux.

On vente beaucoup l'usage du quinquina pris en substance et à très-haute dose. Ce remède peut être considéré comme tonique, anti-putride et même sudorifique, et conséquemment comme très-précieux dans le traitement de la peste. Il doit encore être tenté sous forme de lavemens et de fomentations sur le ventre. Si l'état *inflammatoire* était trop grand, il faudrait faire précéder l'usage *des sudorifiques*, des tisannes émollientes et légèrement acides.

DES CAUTÈRES ET DES VÉSICATOIRES.

Les cautères et les vésicatoires ont été conseillés par plusieurs auteurs très-recommandables dans le traitement de la peste. Ils ordonnent surtout d'établir ces espèces de suppuration dès que la peste commence à régner; ils prétendent qu'il est essentiel que la suppuration soit bien établie avant qu'on ait le malheur d'être frappé par l'épidémie. Je pense qu'il ne faut pas attendre que les premiers symptômes de la maladie paraissent pour établir un cautère, ses effets étant trop lents et la marche de la maladie trop rapide;

quant aux vésicatoires leurs effets se faisant
sentir dans l'espace de 24 heures, il est prudent
de ne les appliquer que dès l'invasion de la maladie, soit aux bras, soit aux jambes. On a été
conduit à l'usage de ces moyens par l'exemple
de ceux qui atteints de quelques ulcères ou suppuration ont été préservés de l'épidémie, ou en
étant frappés ont échappé à sa malignité ; au reste
ces remèdes sont sans danger, ils ne peuvent
déranger la marche de la nature dans sa coction
de la matière morbifique, et son expulsion hors
du corps, ils semblent au contraire venir au
secours de la nature en sollicitant et en appelant
l'humeur pestilentielle à la peau, et en y établissant
une issue artificielle.

Je crois que l'usage des bains de jambes avec
la moutarde ne peut que produire de très-grands
effets, en irritant la peau et en y appelant l'humeur morbifique.

DES FRICTIONS GLACIALES.

S AMOILOWITZ a employé avec succès les frictions glaciales chez quelques pestiférés , chez ceux surtout qui avaient la peau molle , jaunâtre et cadavereuse avec prostration excessive des forces musculaires produite par des évacuations abondantes , soit par les sueurs , soit par les urines ; les selles , les hémorragies nasalles ou utérines , etc.

Avant de faire la friction il faisait frotter les deux morceaux de glace l'un contre l'autre afin d'user les aspérités si les surfaces en présentaient ; ou il enfermait dans du linge les morceaux de glace s'ils étaient petits ; il faisait frotter indifféremment et plusieurs fois par jour toutes les parties du corps jusqu'à ce que les frissons , les tremblemens et la rougeur des parties frottées parussent. Il faisait continuer les frictions par les épaules , les bras, le col, la poitrine, ensuite le dos , les cuisses, les jambes et le ventre. Il faisait répéter ces frictions alternativement sur ces différentes parties plusieurs fois dans le jour, et il ne les faisait cesser que lorsqu'il croyait le malade hors de danger. Le visage et les seins n'étaient frottés qu'avec du linge trempé dans de l'eau de glace.

Immédiatement après les frictions il administrait des sudorifiques, il faisait couvrir le malade pour établir une sueur critique et abondante; il administrait aussi des cordiaux sur ceux dont la prostration des forces était extrême. Il faisait quelquefois envelopper le malade dans un drap trempé dans le vinaigre lorsque les pétéchies étaient confluentes. Cette méthode a eu le plus grand succès sur plusieurs pestiférés; l'expérience commande de la tenter.

DU RÉGIME DES PESTIFÉRÉS

Le régime et la manière de nourrir ceux qui sont attaqués de la peste ne diffère pas beaucoup de celui qu'on observe dans les maladies aiguës. On doit avoir soin de tenir les chambres des malades très-propres, ainsi que les lits, les linges et les vêtemens, il faut changer souvent ces derniers et toujours les lessiver. Renouveller continuellement l'air des appartemens, et y faire du feu si l'air est froid et humide. Quant à la nourriture elle sera modérée, plus végétale, qu'animale; toujours aiguisée d'acide végétal, tel que le suc de citron, orange, pour boisson de tisannes légèrement acides, de l'eau et du vin, quelquefois du vin pur. *Diemerbroeck* veut qu'on donne chez les pestiférés, la nourriture un peu plus abondamment que dans les maladies aiguës, il pense que cela est nécessaire pour soutenir les forces ; mais il ajoute que dans les deux ou trois premiers jours il fait donner une plus petite quantité de nourriture, de peur qu'en occupant trop la nature à la digestion des alimens, on ne puisse pas facilement provoquer les sueurs qui sont absolument essentielles.

La quantité de nourriture doit varier suivant l'intensité et le degré de la maladie, la constitution, l'âge, le sexe et le tempérament du malade et la facilité avec laquelle se fait la digestion.

CHAPITRE XIX.

PROCLAMATION MÉDICALE.

Lorsque la peste ravageait quelques provinces de la Russie, et surtout *Moscou*, l'impératrice de Russie envoya le prince *Orlow* qui assembla les médecins et les chirurgiens qui, à la suite

de plusieurs conférences sur cet objet rédigèrent
la proclamation suivante, qui fut sur-le-champ
imprimée et affichée. Il est essentiel de la faire
connaître.

En voici les détails. « Si par malheur, quel-
» qu'un tombe malade de la peste dans quelque
» maison, il faut à l'instant le faire passer
» dans un endroit particulier ; et tous ceux
» qui étaient avec lui se retirer dans une
» autre chambre, ou mieux encore dans une
» autre maison s'il est possible. Ceux surtout
» qui l'ont approché de plus près et l'ont touché,
» doivent aussitôt changer d'habits en entier, et
» se laver avec de l'eau fraîche, coupée d'une
» certaine quantité de vinaigre ; après quoi ils
» doivent encore prendre les remèdes sudori-
» fiques et se mettre au lit pour provoquer la
» sueur. Mais après la mort ou la convalescence
» d'un pestiféré il faut absolument brûler toutes
» ses hardes.

» Aussitôt que quelqu'un s'apercevra du pre-
» mier symptôme qui consiste en des douleurs
» de tête, pourvu que ce ne soit pas après
» avoir mangé, alors il doit à l'instant se mettre
» au lit, se bien couvrir, boire suffisamment de
» l'eau chaude acidulée de vinaigre, ou de
» quelqu'autre suc acide, ou une décoction de
» camomille, ou d'auronne pour provoquer la
» sueur, et il doit rester en cet état jusqu'à ce

» qu'il ait sué assez largement. Pour provoquer
» plus facilement la sueur il sera encore bon
» de verser du vinaigre sur une brique ou sur
» une autre pierre brûlante pour que le malade
» se tenant bien couvert, en reçoive les vapeurs
» jusqu'à ce qu'il sue abondamment.

» S'il arrive que quelqu'un ait des douleurs
» de tête accompagnées de la nausée ou du vo-
» missement même, surtout si la maladie se
» déclare après avoir mangé ; alors il doit exciter
» le vomissement, au moyen d'un vomitif, com-
» posé d'eau tiède, mêlée de quelque sorte
» d'huile à manger ; après quoi il boira beaucoup
» d'eau chaude pure, jusqu'à ce qu'il ait abon-
» damment vomi, et pour que le vomitif opère
» commodément et plus vîte il sera bon que le
» malade accélère lui-même l'opération en intro-
» duisant son doigt dans le gosier ; et que quand
» il aura assez vomi, il se mette au lit et pro-
» voque les sueurs de la manière ci-dessus.

» S'il arrive que quelqu'un soit accablé par
» tout le corps d'une chaleur brûlante, accom-
» pagnée d'une faiblesse extraordinaire, alors on
» doit lui appliquer incessamment sur le front
» un épithème composé de pain noir, de vi-
» naigre ou de quelqu'autre suc acide ; il doit
» boire très-fréquemment de l'eau froide aci-
» dulée de vinaigre ou d'autre suc acide.

» S'il arrive qu'il se manifeste sur quelque

» pestiféré un bubon soit dans les aines , soit
» sous les aisselles , soit derrière les oreilles ,
» alors il faut tâcher de le faire suppurer le
» plutôt possible , et pour faciliter cette suppu-
» ration, il y faut appliquer très-fréquemment un
» cataplasme composé de farine blanche délayée
» avec du miel pur , au lieu de miel , d'oignons
» cuits sous la cendre. Il faut réitérer l'application
» de ces cataplasmes jusqu'à ce que le bubon
» soit crêvé de lui-même ; et quand il sera crêvé
» on continuera d'y appliquer la même pâte à
» l'exception des oignons , et ce, jusqu'à ce que
» la plaie soit tout à fait consolidée.

» S'il arrive qu'il se manifeste un , deux ou
» plusieurs charbons en quelqu'endroit que ce
» soit du corps , alors il faut à l'instant y appli-
» quer de la poix mêlée avec la mie de pain
» blanc ; ou de l'ail pilé et étendu sur un
» morceau de linge, ou du fromage de crême ,
» de la même manière , et continuer chaque jour
» quelqu'un de ces pansemens jusqu'à ce que le
» charbon soit tout à fait détaché. Après qu'il
» sera tombé on appliquera sur la plaie du miel
» pur, étendu sur un morceau de linge , et on
» continuera jusqu'à ce que la plaie soit tout à
» fait guérie.

» On peut encore faire un onguent composé
» d'une portion égale de graisse blanche , de
» cire vierge et d'huile à manger , le tout

» combiné et fondu , dont on fera des emplâtres
» qu'on appliquera sur la plaie jusqu'à ce qu'elle
» soit consolidée.

» On avait déjà dit ci-dessus que les malades
» doivent être transportés dans un endroit parti-
» culier où personne ne doit entrer. Mais comme
» l'humanité et la religion ne nous permettent
» pas d'abandonner aucun malade , ni de lui
» refuser des secours qui lui sont nécessaires , il
» doit se trouver quelqu'un ou des parens ou
» d'autres , qui puissent lui donner tous les
» secours possibles , surtout dans le temps que
» les malades n'ont pas la force de marcher , et
» par conséquent ne peuvent se secourir eux-
» mêmes. Dans cette extrémité voici les princi-
» pales précautions que doivent prendre ceux
» qui seront auprès d'eux , pour ne pas s'em-
» pester eux-mêmes.

» En premier lieu ils se garderont bien de
» toucher les malades ou les hardes qui sont
» autour d'eux les mains nues. Ensuite ils auront
» quelques paires de gants et quelques redingotes
» ou surtouts de grosse toile dont ils se cou-
» vriront quand il faudra servir les malades ; et
» aussitôt qu'ils les auront servis ils se deshabil-
» leront et mettront pour quelque temps leur
» redingote ou surtout et leurs gants dans de
» l'eau chaude beaucoup salée , ou dans de l'eau
» froide beaucoup acidulée de vinaigre. Il faut

» observer qu'ils ôteront la redingote ou surtout
» avant les gants, et qu'ils plongeront dans de
» l'eau salée on acidulée, en enfonçant pour
» un moment en même temps les gants avec les
» mains, après quoi ils les mettront dans la
» même eau. Ce qui doit se faire toutes les fois
» qu'ils approcheront des pestiférés. Enfin comme
» tous ceux qui serviront les pestiférés ne doivent
» avoir aucune communication avec les autres,
» il faut que ceux qui sont encore en bonne
» santé leur apportent tout ce qui leur sera né-
» cessaire pour eux et pour leurs malades, et
» qu'ils mettront le tout dans un endroit destiné
» auprès de leur chambre. »

*Imprimé dans le sénat, à Moscou,
le 7 octobre 1771.*

CHAPITRE XX.

DE LA MÉTHODE EMPLOYÉE PAR LE MÉDECIN Samoïlowitz a l'hôpital des pestiférés en 1771, et décrit par l'auteur.

Dès qu'il se présentait à mon hôpital un malade qui avait des vomissemens, surtout si la maladie se déclarait après le repas, je donnais aussitôt l'émétique, composé d'une mixtion de xiv grains d'ipécacuanha en poudre, de ij grains de tartre émétique, et de viij grains de crême de tartre, le tout pour une dose, et lui faisant boire par-dessus de l'eau d'orge ou simple; pour celui qui était d'une constitution plus délicate, je lui faisais prendre cette dose composée d'une mixtion de xij grains d'ipécacuanha en poudre, de iv grains de rhubarbe en poudre et de x grains de crême de tartre, le tout pour une dose comme ci-dessus; et si le malade n'avait pas assez vomi, je répétais la dose vers le soir ou le lendemain matin. Dès que j'étais satisfait sur ce point, je cherchais tous les moyens de lui procurer une légère transpiration, et s'il était possible la sueur même; mon intention était toujours de combattre la sécheresse incroyable, et la chaleur brûlante de la peau, que j'observais presque sur chaque pestiféré. C'est pour la même raison que dans ces circonstances, j'ordonnais à toute l'habitude du corps, des lotions d'eau tiède un peu acidulée de vinaigre, et je réitérais cette opération jusqu'à ce que toute la peau du corps se ramollît un peu. De plus je donnais en même temps un léger sudorifique composé de *sauge*, de *chardon-bénit et de scordium ;* j'ajoutais chaque fois à cette infusion quelques gouttes d'esprit de nitre dulcifié. Quelquefois j'en substituais une autre simplement de fleurs de camomille, avec le même esprit de nitre, à dessein de provoquer la transpiration ou la sueur même. Pour la nuit, je lui faisais prendre quarante gouttes *mixture simple*, n.°—n.° et chaque fois, s'il se manifestai quelques signes d'une sueur légère, c'était un heureux pronostic.

Comme les pestiférés éprouvent presque tous, des frissons par le corps, une pesanteur et une douleur de tête presque insupportable, des vertiges, etc. pour remédier à ces graves symptômes, entre autres remèdes externes, j'appliquais chaque fois sur le front un épithème, qui est un linge trempé de vinaigre de rhue ou de vinaigre de vin, et d'autant d'eau distillée de fleurs de roses ; aux poignets, des épicarpes composés de trois onces de vieux levain, ou autant de pain noir, et une once de tendrons de rhue broyée, on mêle le tout pour en former selon l'art les épicarpes qu'on applique sur les poignets, et sous la plante des pieds. J'en continuais chaque fois l'usage jusqu'à diminution de l'intensité des symptômes.

Ces symptômes, ainsi que je l'ai dit plus haut, sont toujours accompagnés de bubons, ou de charbons ou de pétéchies. Dans le premier cas j'appliquais un cataplasme composé de mie de pain, de lait de vache, de savon de Venise, et de safran pulvérisé, de chaque, une quantité convenable pour former, suivant les règles de l'art, un cataplasme, qu'on doit appliquer chaudement entre deux linges clairs. Pour plusieurs autres personnes j'employais un autre cataplasme composé de lait de vache, d'onguent basilicum, de chaque, une quantité conforme, pour en former suivant l'art un cataplasme qu'on applique comme ci-dessus, et qu'on renouvelle pendant le jour autant qu'il est possible : la nuit j'y substituais un emplâtre maturatif, composé d'emplâtre de métilot simple, de dyachilum, avec les gommes et de ciguë, de chaque, une partie égale : on mêle le tout ensemble, et on en fait un emplâtre qu'on étend sur un linge ou une peau blanche, je continuais tous ces pansemens jusqu'à ce que le bubon fût en parfaite maturité. Par la suite je n'ai pratiqué l'incision qu'à ce moment, et je m'en suis toujours bien trouvé; câr après une telle incision maturée, il ne reste plus qu'à continuer le pansement de la plaie avec des remèdes conformes, et ce, jusqu'à ce que la plaie soit tout à fait cicatrisée. Quand je voyais chez les pestiférés, depuis le premier jour de leur maladie, l'élévation, ensuite la suppuration du bubon, jointe en même temps à la cessation du vomissement, à la diminution du mal de tête et à la sueur, j'en tirais toujours le plus favorable augure.

Si au lieu de bubons le malade avait des charbons, après avoir fait précéder tous les autres remèdes, j'y appliquais l'onguent que j'avais préparé pour cet objet, cet onguent était composé d'onguent digestif plus fort qu'à l'ordinaire et plus détersif, de teinture de mirrhe et d'aloès, d'esprit de sel ammoniac, et du sel même, de chaque, une partie convenable ; on mêle le tout ensemble, en le faisant étendre sur des plumaceaux, j'y ajoutais encore un peu de sel et d'esprit de sel ammoniac, avant de l'appliquer sur le charbon. Je couvrais chaque fois cet appareil avec l'emplâtre de dyachilum, avec les gommes étendues sur du linge, ou une peau blanche. Je mettais au-dessus de tout cela un cataplasme anti-septique, composé de plantes de menthe, de feuilles de rhue, et d'absinthe, de chaque une poignée, avec une demi-once de baies de laurier

8.

pilées, qu'on fait cuire dans une suffisante quantité de vinaigre et d'eau, jusqu'à une bonne consistance de cataplasme auquel on ajoute encore
trois gros de sel ammoniac, dont on fait, suivant
l'art, un cataplasme qu'on applique chaudement,
enfermé entre deux linges clairs, après l'avoir
arrosé de vinaigre de rhue. Pour plusieurs autres
personnes, j'employais un composé de pain noir,
de vinaigre de rhue ou ordinaire, de sel ammoniac ou de sel commun, de chaque, une quantité conforme, pour en former un cataplasme
qu'on applique comme ci-dessus. Je ne cessais
les pansemens deux fois par jour, qu'à la séparation totale des chairs mortes d'avec les vives,
car en ce cas il ne reste plus rien à faire pour
les pestiférés, que de cicatriser les plaies. De
manière que j'avais tout à fait retranché de ma
pratique, les scarifications des charbons. Dès que
cette séparation commençait à s'annoncer au bout
de deux ou trois jours après l'application de mon
onguent, je commençais à espérer que la nature
surmonterait la maladie.

Si je voyais un malade qui eût par tout le
corps grand nombre de pétéchies confluentes
qui, chaque fois produisent en peu de temps
plusieurs charbons, pour travailler en ce cas à la
correction du sang dégénéré par la putridité, et
pour empêcher les pétéchies de confluer davantage, après avoir fait le pansement du charbon,

j'enveloppais mon malade tout nu, dans un drap
bien trempé de vinaigre, et je continuais de l'envelopper ainsi jusqu'à ce que les pétéchies fussent
tout à fait disparues. De même s'il arrive qu'elles
occupent seulement une partie du corps, alors
j'appliquais à cet endroit un linge trempé de la
même manière, et cette simple application faisait
chaque fois que les pétéchies ne confluaient plus.

Il fallait aussi combattre la fièvre, la sécheresse
de la langue qui en étaient une suite. Pour y
parvenir je donnais de l'eau pure acidulée de vinaigre; on peut y substituer les sucs de tous les
fruits acides, ainsi que les acides minéraux,
comme l'esprit de vitriol, jusqu'à une agréable
acidité, de même qu'une tisanne de riz très-
légère, mais bien acidulée de citron. J'ordonnais
également des gargarismes de la même nature
pour débarasser la langue d'un enduit jaunâtre,
nuqueux et très-gluant. On peut y faire entrer des
sirops acides, un peu délayés avec de l'eau, en
réitérant le gargarisme toutes les fois que la
langue est chargée.

Aussitôt qu'une légère moiteur s'était dé-
clarée, je prescrivais au malade de demi en
demi-heure un demi-gros de quinquina en poudre;
quelquefois un demi-gros de quinquina, bien
mêlé avec trois grains de camphre, et on don naît
cette dose de quatre en quatre heures; mais si
les malades étaient trop faibles pour user de ces
remèdes sous la forme décrite, je leur donnais, par

cuillerées répétées à la même distance de temps, une infusion ou une décoction de quinquina avec du sirop de quinquina, et je continuais l'usage de ces remèdes tant que les symptômes internes duraient. De plus je recommandais chaque fois les sudorifiques ci-dessus pour entretenir la transpiration pendant la nuit. Ils avaient de même les remèdes externes que je ne discontinuais qu'au moment où les bubons, les charbons, les pétéchies, étaient parvenues à un état qui prouvât les forces et le triomphe de la nature ; car il n'y restait que des plaies simples et exemptes de tout danger.

Quoique j'aie dit avoir observé que les pestiférés avaient la peau sèche et brûlante ; cette règle n'est point générale ; car j'en ai vu qui l'avaient d'une mollesse extraordinaire, et d'une couleur jaunâtre et cadavereuse. Ces malades éprouvaient la plupart la diarrhée, l'incontinence d'urine ; et si c'était des femmes ou des filles nubiles, les règles coulaient en même temps en abondance sans égard aux momens de leur période ; ces symptômes qui les affaiblissaient extraordinairement me mettant hors d'état de provoquer la sueur, j'avais alors recours aux frictions glaciales. A peine les avais-je frottés une seule fois par toute l'habitude du corps que la peau quittait sa couleur jaune pour en prendre une rouge assez vive. Pour lors on voyait les

choses changer de face ; les malades qui agoni-
saient peu de temps auparavant ouvraient la
bouche pour déguster les remèdes et parlaient.
J'étais quelquefois obligé de répéter les mêmes
frictions jusqu'à ce que la pâleur cadavereuse se
dissipât totalement , et que les forces revinssent
aux malades : à cette époque je ne leur donnais
plus que les remèdes dont j'ai parlé ci-dessus.

***

CHAPITRE XXI.

DE QUELQUES PRÉSERVATIFS TRÈS-VANTÉS.

Si l'on voulait décrire tous les remèdes simples
et composés qui ont été conseillés comme préservatifs , l'on en ferait un volume. L'on peut
sur cela consulter le savant traité de *Diemer-*
broeck sur la peste qui renferme une très-grande
quantité de remèdes contre cette affreuse maladie. Nous donnerons seulement les recettes de
ceux qui ont paru jouir de la plus grande ré-
putation.

Diemerbroeck regarde l'usage de fumer la
pipe comme un très-grand préservatif ; il veut
que le tabac que l'on brûle soit bien mûr et de

bonne qualité, et qu'on en brûle plusieurs fois par jour, ainsi qu'il le faisait lui-même pendant la peste de *Nimègue*.

Il se tenait le ventre libre, le cœur gai, il avait du courage, il buvait du vin plus que dans un autre temps. A l'aide de cette conduite il échappa à cette cruelle maladie.

Pilules anti-pestilentielles de Diemerbroeck, pour entretenir la liberté du ventre.

PRENEZ racine de petasite, de carline, de dictame, d'angelique d'aunée, de chaque, demi-once, de gentiane une drachme et demie, de belle rhubarbe une once et demie, de l'agaric bien blanc une demi-once; des herbes de scordium, de petite centaurée, de rhue, de chaque, une demi-once; de chardon-béni six drachmes; de fleurs de staechas une drachme et demie, des semences de citron, d'orange et de la zedouaire de chaque une drachme.

Faites de tout cela une poudre grossière que vous ferez macérer pendant deux ou trois jours dans deux livres et demie ou trois livres de vin blanc; cuisez ensuite pendant un quart d'heure, et coulez et exprimez; passez cette colature par le papier gris, et y dissolvez ensuite aloès, succotins trois onces et demie, myrrhe en larmes pures trois drachmes et demie. Faites évaporer à feu doux jusqu'à consistance d'extrait pour en *former* des pilules.

L'usage de la thériaque à la dose d'une drachme et demie ou deux drachmes délayées dans du bon vin, le matin à jeûn.

Le quinquina en décoction à la dose d'une verrée le matin à jeûn.

La macération des plantes et racines aromatiques soit dans le vinaigre, soit dans l'eau-de-vie, soit dans le vin, et prise intérieurement et à petite dose le matin à jeûn est regardée comme un bon préservatif.

Voici un remède fort vanté. Prenez aloès succorin trois quarts d'once, saffran la sixième partie d'une once, rhubarbe un quart d'once, salpêtre un quart d'once, agaric demi-quart d'once, terre sigillée demi-once, racine de gentiane un sixième d'une once, racine de dictame un sixième d'une once, racines de tormentille et d'angélique, camphre et castoréum, de chacun un sixième d'once, myrrhe et thériaque fine, de chacun demi-once. Coupez et pilez les racines et autres drogues simples, mettez-les dans une bouteille, et versez sur elles deux pintes et un quart de la meilleure eau-de-vie, agitez et bouchez la bouteille, et la mettre dans une étuve un peu tiède pendant trois jours.

On prend le matin depuis 50 jusqu'à 80 gouttes de cette liqueur si on se sent frappé de terreur, il faut sans délai en avaler une cuillerée, se mettre au lit et suer ; si on a l'estomac chargé 5o à 6o gouttes aident puissamment à la digestion.

Le vinaigre des quatre voleurs dont la composition est bien connue , peut être rangé dans la classe des préservatifs. Quant à toutes les préparations bezoardiques , je pense qu'elles ne doivent pas jouir d'une grande confiance.

Huile.

L'HUILE tiède employée sous forme d'onctions sur tout le corps a été regardée par quelques personnes comme un très-grand préservatif ; elle a aussi été employée comme un très-bon moyen curatif dès le début de la maladie , c'est-à-dire avant le troisième ou quatrième jour ; voici la manière d'administrer ce remède.

Raser toutes les parties poileuses du corps ; on prend une livre d'huile environ tiède , on l'absorbe avec une éponge , et sur-le-champ on fait l'onction sur tout le corps, il ne faut pas employer plus de trois minutes dans l'opération ; il faut frotter le corps fortement et vivement avec l'éponge en faisant l'onction ; toutes les parties du corps sans exception seront frottées , la poitrine et les parties sexuelles le seront légèrement ; on aura soin de couvrir les parties qui ne seront pas frottées pendant l'opération , pour les garantir du froid. S'il y a des tumeurs on les frottera

légèrement, ensuite elles seront couvertes de cataplasmes convenables. Celui qui fera les frictions
doit avant l'opération s'oindre le corps d'huile
et user des précautions indiquées. Cette onction
sous forme de friction sera faite une fois seulement le jour de l'invasion de la maladie. Si
les sueurs ne sont pas abondantes on recommen-
cera la friction jusqu'à ce que le malade soit
couvert de sueur. On ne le changera de chemise
que lorsque la transpiration *aura cessé*. Pour *faciliter* la transpiration la chambre où se fera
cette opération sera bien fermée et échauffée par
un brasier sur lequel on jettera du sucre et des
baies de genièvre : on ne fera une seconde friction que lorsque les sueurs occasionées par la
première auront cessé ; on donnera une infusion
chaude de fleurs de sureau sans sucre.

On continuera les frictions jusqu'à ce qu'on
aperçoive un changement favorable dans la maladie ; on ne peut déterminer le nombre des
frictions.

On donnera au malade pendant les 4 ou 5
premiers jours une soupe au vermicelle cuit à
l'eau sans sel ; on y ajoutera ensuite cinq ou six
cuillerées de confiture de cerise ou autres espèces,
par jour. Quand le malade commencera à se ré-
tablir on lui donnera le matin une tasse de bon
café avec un biscuit. Le nombre des biscuits
augmentera à proportion des forces.

Pendant quinze ou vingt jours on ne donnera au convalescent pour son dîner et son souper que du riz ou du vermicelle cuit à l'eau ; un peu de pain et de confiture de cerises et un peu de raisins secs. On peut aussi à la place de la soupe de riz lui donner une soupe au pain et aux herbes. Dans le courant de la journée il mangera une orange, ou une poire bien mûre ou cuite ; au bout de 3o ou 35 jours on lui permettra une soupe faite au bouillon de poulet ou de collet de mouton ; on ne lui permettra la viande qu'au bout de 4o jours ; pour éviter les indigestions toujours très-dangereuses. Après ce terme il pourra manger du veau rôti, ou bouilli et boire un peu de vin.

Vinaigre impérial.

PRENEZ un pot de vinaigre fort, (le blanc est le meilleur), racines d'angélique, d'impératoire et clous de girofle légèrement concassés, de chacun deux drachmes ; mettez le tout ensemble dans une bouteille de verre bien bouchée, et après l'avoir bien agitée, pour mieux faire le mélange des drogues, laisser cette bouteille sur les cendres chaudes pendant une nuit et la conserver. Le matin avant de sortir on s'en frottera la face, les mains et les poignets ; et pendant la journée on en mettra dans un flacon pour le flairer continuellement.

Pommes de senteur préservatives.

PRENEZ poudre de girofle, canélle, noix muscade, de chacun quatre drachmes ; florase, benjoin, de chacun deux drachmes ; marjolaine, sauge, manthe, de mettre une drachme ; faites infuser le tout dans de l'eau rose, on peut y ajouter demi-drachme de musc ou civette, le tout soit réduit en forme de boule pour la sentir souvent.

On peut aussi larder un citron de cloux de girofle, de petits morceaux de canelle, de bois de laurier et de romarin dont on se servira comme de la pomme de senteur.

Vin préservatif

METTEZ dans de l'excellent vin vieux des racines d'angélique de zédoaire d'aunée, des sommités de melisse, des fleurs de scabieuse, d'oranges, de roses rouges, d'écorce de citron, des baies de genièvre, de la canelle, du safran, des clous de girofle, laisser le tout en digestion pendant plusieurs jours, ensuite couler et passer à travers la manche. Pour vin à prendre le matin à jeun, à la dose d'une ou deux cuillerées à bouche.

Eau sudorifique.

PRENEZ racines d'angélique , d'impératoire et d'énula campana , de chacune une drachme ; scordium , sauge , absinthe , chardon-bénit , de chacun deux poignées ; armoise , chélidoine , de chacun une poignée ; anis , baies de genièvre , de chacun demi-litre ; canelle , girofles concassés , de chacun demi-drachme ; les herbes étant hachées il faut mettre le tout ensemble macérer dans deux littres d'eau l'espace de trois jours au bain-marie , ensuite couler la liqueur et la passer à travers la manche , et la conserver dans une bouteille de verre bien bouchée pour s'en servir au besoin ; le matin à jeûn on en prendra une cuillerée à bouche , et on s'en frottera les tempes et les poignets.

Si on est frappé de le peste et que les symptômes commencent à paraître , il faut faire un mêlange d'une demi-verrée de l'eau sudorifique , d'une drachme de bonne thériaque , de deux drachmes de confection d'hyacinthe , et autant de confection alkermès ; le faire avaler au malade , le faire coucher, le bien couvrir afin d'exciter la sueur ; trois heures après donner un bouillon léger au malade. Si cette première dose n'a pas produit tout l'effet qu'on en attendait on peut en *donner une seconde* dose.

L'eau pure est le plus puissant préservatif dont on puisse se servir pour laver et désinfecter.

Il est utile de mâcher ou rouler très-souvent dans la bouche, des morceaux de racine d'angélique, d'impératoire d'aunée, ou des baies de genièvre, ou des clous de girofle, ou de l'écorce sèche de citron et d'orange, ou de mâcher des feuilles de tabac déssechées. Il faut avoir l'attention de ne point avaler sa salive, lorsqu'on est dans la chambre d'un malade.

Il faut se défier des charlatans et des prétendus secrets qui préservent ou qui guérissent de la peste ; ainsi que toutes les amulettes que la crédulité, la superstition, et la peur accréditent. Les magistrats doivent soigneusement éloigner tous les charlatans, qui ajoutent à la malignité de l'épidémie en communiquant avec une multitude d'individus sains ou malades et sans aucune précaution, et vendant des drogues nuisibles.

CHAPITRE XXII.

DE LA DÉSINFECTION.

Pour désinfecter les maisons ainsi que les hardes, livres, meubles, etc. on a proposé différens parfums; je vais avant de parler de la manière de les employer, donner la description de ceux qui ont paru présenter de grands succès.

Les trois poudres fumigatives anti-pestilentielles qu'on inventa à *Moscou*, et dont l'efficacité a été constatée par tant de succès, doivent avoir la préférence, sans exclure les autres parfums qui ont aussi présenté de très-bons effets.

N.º 1.

Poudre fumigative anti-pestilentielle forte.

Prenez   feuilles de genièvre hâchées très-menues.

Raclure de bois de gayac.

Baies de genièvre concassées.

Son de froment, de chaque six livres.

Nitre réduit en poudre, huit livres.

Soufre pulvérisé, six livres.

Myrrhe, deux livres.

Qu'on mêle le tout, et qu'on en fasse une poudre fumigative, suivant les règles de l'art.

Comme cette poudre contient dans sa composition une grande quantité de nitre et de soufre; c'est pour cette raison qu'on l'appelle poudre fumigative anti-pestilentielle forte. Elle est destinée à nettoyer l'intérieur des maisons, les lieux où l'on a formé des dépôts de pestiférés, les habillemens quelconques qui ont couvert les malades et les morts.

N.º 2.

Poudre fumigative anti-pestilentielle faible.

Prenez plante d'abrotanum hâchée très-menue, cinq livres.

Feuilles de genièvre hâchées, quatre livres.

Baies de genièvre concassées, trois livres.

Nitre réduit en poudre, quatre livres.

Soufre pulvérisé, deux livres et demie.

9

Myrrhe, une livre et demie.

Qu'on mêle le tout et qu'on en fasse une poudre fumigative, suivant les règles de l'art.

Cette poudre contient aussi du nitre et du soufre; mais comme la quantité en est moins grande que dans la première, on l'appelle faible. Elle sert aux mêmes usages, avec cette différence, qu'on l'emploie de préférence pour les vêtemens d'une couleur délicate, et pour les meubles qu'on croit moins imprégnés d'un venin pestilentiel.

N.º 3.

Poudre fumigative anti-pestilentielle odoriférente.

Prenez   racines de calamus aromaticus, trois livres.

Encens, deux livres.

Succin, une livre.

Storax, demi-livre.

Fleurs de roses, de chaque, demi-livre.

Myrrhe, une livre.

Nitre réduit en poudre, une livre et demie.

Soufre pulvérisé, demi-livre.

Qu'on mêle le tout, et qu'on en fasse une poudre fumigative, suivant les règles de l'art.

Il n'y a dans cette dernière qu'une petite quantité de nitre et de soufre; ce sont des ingrédiens odoriférans qui surabondent; raison de sa dénomination. Son usage est destiné aux étoffes dont les couleurs sont les plus délicates, ou à celles qu'on soupçonne imbues du virus pestilentiel. On l'emploie aussi pour parfumer agréablement l'intérieur des maisons, ne pouvant nuire à la poitrine, ni gâter aucun ameublement. La méthode de se servir de ces poudres est des plus simples; je vais la décrire telle que l'avait prescrite la commission contre la peste. On commence par fermer les portes et les fenêtres de l'appartement qu'on veut parfumer, on bouche jusque aux moindres fentes qui pourraient donner accès à l'air. Si ce sont des linges ou des habits qu'on veut nettoyer du virus pestilentiel, on étend dans l'appartement des cordeaux, sur lesquels on étale le tout, on met au quatre coins de l'appartement des réchauds remplis de charbons ardens, ou seulement un au centre, si l'appartement est petit. Le parfumeur revêtu d'un grand surtout de toile cirée, et bien soigneux de se garantir de tout contact, verse sur les charbons ardens une grande quantité de poudre, pour exciter une fumée épaisse, et capable de pénétrer toutes les choses exposées à son action. Il répète cette opération deux fois par jour, le matin et le soir, et la continue quatre jours consécutifs, si l'existence du virus est très-constatée. Si au contraire elle n'est que douteuse, la fumigation ne se fait que deux ou trois jours tout au plus. A la fin on ouvre les portes et les fenêtres, pour donner à l'air un libre cours ; et la semaine une fois écoulée, on reprenait l'usage de ces choses ainsi parfumées, sans aucune crainte d'être atteint de la contagion pestilentielle.

Il est essentiel pour les parfumeurs de sortir promptement de l'appartement, après avoir versé la poudre sur les charbons ardens. Celle du N.° 1, surtout est dangereuse pour la poitrine, à cause de la quantité de soufre qu'elle contient, dont les émanations attaquent vivement les poumons, et causent une suffocation qui pourrait devenir mortelle.

Il est encore essentiel de n'entrer la seconde fois dans l'appartement pour essayer les rechauds pour les autres fumigations, qu'après avoir fait ouvrir pendant une heure, au moins, les portes et les fenêtres. Mêmes précautions à chaque fumigation.

On ne doit pas douter de l'efficacité de ces poudres ; et ce serait une faute impardonnable de ne pas employer tous les moyens connus pour désinfecter les hardes, les meubles, les maisons, les hôpitaux, enfin les villes entières, pour pré-

venir le retour d'une si affreuse maladie. Quant
à la manière de procéder à la désinfection générale, on consultera les ouvrages faits uniquement pour cet objet, et qui présenteront les réglemens nécessaires et la manière d'opérer, me
contentant de donner la description des différens parfums employés avec succès.

2.me ESPÈCE.

Parfum violent.

Soufre, six livres.
Poix-résine, six livres.
Antimoine, quatre livres.
Orpiment, quatre livres.
Arsenic, une livre.
Cinnabre, trois livres.
Sel ammoniac, trois livres.
Litharge, quatre livres.
Assa fœtida, trois livres.
Cumin, quatre livres.
Euphorbe, quatre livres.
Poivre, quatre livres.
Gingembre, quatre livres.
Son, cinquante livres.
On pulvérisera séparément toutes ces drogues;

ensuite on les mêlera exactement avec le son,
on les mettra dans des boîtes exactement fer-
mées, afin qu'elles ne perdent pas de leurs vertus
par l'évaporation.

Parfum médiocre.

Soufre, cinq livres.
Poix-résine, cinq livres.
Antimoine, trois livres.
Orpiment, trois livres.
Myrrhe, trois livres.
Encens, trois livres.
Storax, trois livres.
Poivre, quatre livres.
Gingembre, quatre livres.
Cumin, quatre livres.
Calamus aromaticus, deux livres.
Aristoloche, deux livres.
Euphorbe, quatre livres.
Graine de genièvre, deux livres.
Son, quarante-sept livres.

On mêlera, et préparera les drogues comme
ci-dessus.

Parfum doux.

Encens, cinq livres.
Benjoin, trois livres.

Storax, quatre livres.

Myrrhe, cinq livres.

Canelle, quatre livres.

Muscade, deux livres.

Girofles, deux livres.

Anis, six livres.

Iris de Florence, six livres.

Poivre, huit livres.

Soufre, quatre livres.

Son, quarante-six livres.

Mêler et préparer comme les parfums ci-dessus.

Parfum pour les pauvres.

Prenez   Graines de genièvre.

Romarin.

Thym.

Lavande.

Sauge.

Marjolaine.

Absinthe.

Menthe, rhue et autres plantes aromatiques.

Faites-les sécher à l'ombre, ensuite pulvériser, et mêler avec la fleur de soufre, poix-résine, quantité suffisante pour s'en servir de la même manière que les autres parfums.

Plusieurs Auteurs prétendent que pour neutraliser le virus pestilentiel, il ne s'agit que d'ex-

citer beaucoup de fumée dans un appartement, en brûlant de la paille ou du foin mouillé. Sans rejeter cette opinion, il vaut toujours mieux employer les parfums connus pour bons. On pourrait dans ces cas préférer la fumée du charbon de terre.

3.me ESPÈCE.

Parfum fort.

De soufre commun.
De *poudre*, de chaque, quinze livres.
De poix-résine, sept livres.
De poix *noire*, *idem*.
D'arsenic blanc, demi-livre.
De cinnabre,   *idem*.
D'antimoine,   *idem*.
Du *reagar*, quatorze livres.
De graines de lierre, *idem*.
Et de genièvre,   *idem*.

On fera torréfier ces graines, on les réduira en poudre et on les mêlera.

On prendra vingt-cinq livres de son torréfié, avec lequel on mêlera les drogues déjà bien pulvérisées. Celui qui fera le mélange, prendra des précautions pour ne pas en respirer la poussière.

Pour une grande chambre la dose sera d'une livre et demie, et on la diminuera en proportion de la grandeur de l'appartement.

Pour l'employer, on placera au milieu de la chambre qu'on veut parfumer, une botte de foin, sur cette botte on répandra la dose de parfum qu'on jugera nécessaire, on y mettra le feu, et on se retirera promptement en fermant la porte. On aura la précaution de boucher exactement toutes les ouvertures de la chambre, qui peuvent admettre l'air extérieur.

Vingt-quatre heures après on ouvrira les portes et les fenêtres pour renouveller l'air de la maison. On peut répéter jusqu'à trois fois cette opération. On aura la précaution de ne faire la seconde et la troisième fumigation, que lorsque la fumée de la précédente sera entièrement dissipée par l'introduction de l'air extérieur, parce qu'il est toujours très-dangereux de respirer cette fumée.

Si on veut parfumer un appartement et les personnes qu'il contient, et sans danger, il faudra supprimer l'arsenic et l'antimoine et ne se servir que des plantes aromatiques, de la poix-résine, de la poudre à canon et du soufre en petite quantité.

Ceux qui ont la poitrine délicate ne doivent

recevoir que la fumée qui s'élève d'un parfum composé des seules plantes aromatiques et de la poudre à canon et pendant peu de temps.

Dans une désinfection générale on brûlera toutes les balayures, les mauvaises hardes, linges, les vieux meubles : on lessivera soigneusement les linges, laines et tout ce qui peut être lessivé. Les immersions dans l'eau froide, dans le vinaigre et un mélange d'eau et de vinaigre doivent être employées suivant la nature des objets qu'on veut désinfecter.

Tous ceux qui procéderont à la désinfection et qui pénétreront dans les appartemens infects feront porter devant eux un rechaud ardent dans lequel on jettera de temps en temps un peu de parfum.

Ils seront vêtus de la manière suivante : Ils auront des sabots, des bas, un pantalon et un gilet de toile cirée, un masque et des gands de la même étoffe.

On consultera pour avoir de plus grandes instructions sur la désinfection les édits, arrêts, mémoires, faits à cette occasion lors de la peste de Marseille, Montpellier, etc. On ne peut rien ajouter à ce qui a été dit et fait en ce genre.

On peut employer les fumigations avec les acides minéraux suivant les procédés de *Guyton-Morveau* : cette nouvelle découverte a des partisans et doit être tentée, il faut ajouter aux fumigations la plus grande propreté, faire enlever et brûler tout ce qui est gâté et inutile; et si on ne peut faire enterrer tous les cadavres, les faire brûler: Nous pensons que ce moyen est plus expéditif et plus sûr pour la désinfection générale.

FIÈVRE JAUNE.

CHAPITRE XXIII.

Cette maladie ayant reçu différentes dénominations chez les divers peuples où elle règne endémiquement ou épidémiquement, il serait trop long de les énumérer toutes ; nous appellerons fièvre jaune la maladie connue sous ce nom en Amérique, et depuis quelques années en Espagne.

La teinte jaune que prend la peau dans le cours de cette maladie, et les vomissemens de matière noirâtre lui ont fait donner cette dénomination par tous les médecins modernes.

Cette maladie n'est peut-être encore que la peste bilieuse du médecin Paris , et dont j'ai parlé plus haut.

La fièvre jaune paraît prendre son origine dans les pays chauds , humides , marécageux , et où il existe de grands foyers d'infection marécageuse et putride ; les divers noms donnés à cette maladie, les descriptions imparfaites, les rapports inexacts ou faits avec prévention, n'ont pas permis jusqu'à ce jour de prononcer si elle est originaire de tel ou tel endroit, et si de-là elle a été portée dans les autres pays où elle s'est manifestée depuis la fin du dernier siècle jusqu'à ce jour.

Les uns prétendent qu'elle est originaire de Siam, et que de cette contrée elle fut apportée à la Martinique en 1682, et qu'elle règne épidémiquement aux Antilles. En admettant l'importation de cette maladie, la même obscurité règne sur le vrai lieu de sa naissance, puisque les auteurs ne sont point d'accord sur ce point.

D'autres pensent et démontrent que cette maladie n'a point été apportée dans le Nouveau-Monde, et qu'elle s'y est développée spontanément dans tous les lieux qui présentent en grand tous les élémens propres à produire cette cruelle maladie, tels que des marais infects et autres foyers de putréfaction, et une chaleur atmosphérique, convenable et soutenue. Elle régna épidémiquement en 1793 dans plusieurs villes d'Amérique, fit de très-grands ravages, et depuis ce temps, jusqu'à nos jours elle se manifeste dans ces mêmes endroits chaque année et presque toujours à la même époque, et sans reconnaître des causes d'importation.

Malheureusement cette affreuse maladie vient

d'attaquer quelques contrées d'Europe. L'Espagne depuis plusieurs années en est affligée ; elle menace les frontières méridionales de la France. Pourrions-nous être tranquilles à la vue d'un semblable danger ? Le gouvernement prend des mesures sanitaires ; les médecins Français qui se sont transportés courageusement à Barcelonne pour observer cette maladie feront certainement cesser nos craintes et décideront la grande question sur son importation , sur sa nature et sur ses qualités propres à l'infection où à la contagion.

Leur ouvrage sur ce sujet est attendu avec impatience , et je ne les ai dévancés que pour mettre le public , par ce petit aperçu , en état de le comprendre et de le mieux étudier.

Qu'il me soit permis de profiter de cette circonstance pour leur rendre en mon particulier tout l'hommage que mérite une conduite aussi généreuse. Les récompenses sont au-dessus d'une telle action , la reconnaissance nationale seule peut leur être offerte.

CHAPITRE XXIV.

La fièvre jaune est-elle contagieuse ? Les sentimens des médecins et des voyageurs qui ont écrit en faveur de cette opinion formeraient plusieurs volumes ; ils démontrent l'importation de cette maladie dans beaucoup d'endroits, et surtout en Europe, et sa propagation à l'aide de la contagion par une série de faits, à laquelle il semblerait qu'on ne peut rien dire de contraire.

M. *Moreau de Jonnès* est persuadé que cette maladie est contagieuse, mais il a vu des épidémies où elle ne se communiquait point par la contagion. M. *Moreau de St.-Méry* qui a vécu pendant l'espace de trente ans au milieu des épidémies les plus meurtrières de la fièvre jaune, à la Martinique, à St.-Domingue, à Philadelphie, a souvent eu la preuve que la fièvre jaune est contagieuse ; mais il ajoute que cette funeste propriété ne s'observe pas dans toutes les épidémies.

M. Desgenettes pense pour ce qui est relatif à l'Espagne et au Portugal, qu'on pourrait soutenir à la fois la double doctrine de la nature endémique, et de la nature contagieuse de cette maladie, ce qui rentre dans l'opinion de MM. *Moreau de Jonnes et Moreau de St.-Méry*, que je viens de citer, tous les médecins contagionistes qui ont observé cette maladie soit en Amérique, soit en Europe, et qui parlent d'après leur expérience, tels que les médecins *Chisholm, Currie, Thiebaut, Bailly, Gilbert, Clark, Humboldt*, ont aussi pensé qu'elle n'est contagieuse que dans certaines conditions de température et de localité.

Nous venons de citer les principaux médecins qui sont en faveur de l'importation et de la contagion de la fièvre jaune et ceux qui ont admis la double doctrine que cette maladie est quelquefois endémique et non contagieuse, et d'autres fois contagieuse, et qu'elle ne s'est manifestée dans certains pays que parce qu'elle y avait été importée.

Les médecins modernes au nombre desquels ont doit mettre M. *Louis Valentin, Jean Devèze, Lassis*, médecins Français.

Les docteurs *Desessé, Mocino*, médecins espagnols, qui ont observé cette maladie, l'un au Pérou, l'autre au Méxique.

Le plus grand nombre des médecins des Etats-Unis, et des médecins anglais rejettent la doctrine de l'importation et de la contagion tous ont vécu plus ou moins de temps dans les régions où cette maladie fait habituellement les plus grands ravages , ils l'ont observé sans pré-vention , ils ont étudié les localités , et reconnu toutes les grandes causes naturelles et propres au développement de cette maladie , et après avoir fait les recherches nécessaires dans une semblable circonstance , tous ont reconnu et ils l'ont démontré par des faits , que la fièvre jaune est une maladie endémique dans beaucoup de pays , et qu'elle se développe naturellement dans d'autres par un concours de causes naturelles , et qu'enfin elle n'est point contagieuse, et qu'elle n'a jamais été importée dans les endroits où elle a paru pour la première fois.

Les médecins regardent les éfluves des marais comme une des causes principales de la fièvre jaune, sous l'influence d'une température atmos-phérique de 24 dégrés au moins au thermo-mètre de Réamur. Si c'était là, la vraie cause, nous devrions craindre de voir paraître cette affreuse maladie, dans tous les pays marécageux, de la partie méridionale de la France , où le ther-momètre de Réamur s'élève souvent au-dessus de 24 degrés , et heureusement cela n'est pas encore arrivé, ce qui semblerait indiquer que les eaux stagnantes et la putréfaction des marais, ne sont pas la seule et vraie cause de cette maladie, et qu'elle a quelquefois parue dans certaines régions

élevées, salubres , bien aérées , et qui ne présentaient nulle part des eaux stagnantes , et en putréfaction , ni autres foyers plus ou moins considérables d'infection,

Que conclure ? que la question n'est point encore résolue, et que seulement l'opinion la plus
généralement professée par les hommes instruits
et désintéressés , est que la fièvre jaune est endémique dans la plus grande partie des lieux où
elle règne ; que certaines épidémies sont contagieuses, que d'autres ne le sont point, et qu'enfin cette maladie a paru quelquefois importée, et
qu'elle peut se développer sporadiquément dans
les lieux qui réunissent les conditions de l'en-
demie.

CHAPITRE XXV.

DESCRIPTION DE LA FIÈVRE JAUNE.

CETTE maladie se manifeste le plus ordinairement d'une manière subite. Dans la première période, douleurs de tête aux lombes et aux extrémités , elles sont vives et font quelquefois pous-

ser des cris au malade, les yeux sont douloureux
et brillans, le sommeil laborieux, la physiono-
mie exprime la terreur, la face est rouge et enflammée, et chez quelques-uns pâle et cadavé-
reuse, chaleur vive et intérieure, sentiment extérieur de froid, respiration laborieuse et entrecou-
pée, langue d'abord humide et blanche, se cou-
vrant ensuite d'un enduit limoneux, quelquefois
elle devient sèche, alors une soif inextinguible
se manifeste, l'épigastre est douloureux, ainsi que
l'hypocondre droit ; nausées accompagnées d'an-
xiétés de douleur déchirante à l'estomac, de vomissement et de constipation ; les urines varient
quant à la couleur et à la quantité ; le pouls est
dur, fort, accéléré ; cet état dure, un, deux ou
trois jours.

Dans la seconde période, qui commence le
troisième jour, l'irritation commence à s'affaiblir,
les douleurs de tête et des muscles diminuent,
la face se décolore, les yeux sont hagards, une
teinte jaune se manifeste sur le blanc des yeux
et sous le menton, s'étend sur tout le corps, et
prend une couleur plus prononcée, la respiration
devient plus libre, la chaleur moins forte, le
pouls plus lent et plus faible. La langue, les gen-
cives et les dents se couvrent d'un limon épais et
noirâtre ; les nausées et les vomissemens sont
plus rares ; les matières vomies ressemblent à du
marc de café ; chez quelques malades la consti-

pation cesse, les douleurs d'estomac diminuent, et les matières alvines reprennent leurs cours naturel.

Cette diminution des symptômes en impose quelquefois, et le malade qui conserve encore des forces se croit guéri, mais bientôt des syncopes lui annoncent qu'il n'est point encore convalescent.

Dans cette troisième période tous les symptômes prennent un accroissement mortel ; alors paraissent des hémorragies passives, le sang coule du nez, de la bouche, de l'urètre, de l'anus, du vagin, quelquefois il transude à travers la peau ; la respiration est lente et stertoreuse, le pouls faible et intermittent, les vomissemens de matière âcre, avec contraction douloureuse de l'estomac se soutiennent, les déjections alvines sont noires, sanguinolentes, involontaires, et répandent une odeur cadavereuse.

La chaleur s'éteint, le corps devient froid.

L'urine est noire, sanguinolente.

La langue est noire, les traits de la figure sont plus ou moins altérés : à cette époque, et le plus ordinairement le corps se couvre de pétéchies ; les vésicatoires, les incisions de la saignée deviennent gangreneux ; les malades exhalent une odeur cadavereuse. Quelques médecins assurent avoir vu des bubons, des parotides dans cette troisième période qui dure ordinairement deux ou trois jours.

La durée de cette maladie est de deux à quatorze jours suivant sa malignité.

Chaque épidémie offre des variétés dans son invasion, sa marche et ses symptômes, mais le caractère dominant a toujours été le même.

L'ouverture des cadavres a présenté dans les affections organiques autant de variétés qu'il y a eu d'épidémies. Dans les unes on a trouvé le cerveau, dans les autres les poumons, les viscères du bas-ventre, et dans le plus grand nombre, l'estomac et les intestins affectés d'une manière plus ou moins grave.

Nous avons déjà dit que les causes qui paraissaient favoriser le développement de la fièvre jaune, étaient les marais récemment desséchés par une grande chaleur, l'humidité de l'air dans les endroits bas et au niveau de la mer, le vent chaud du sud lorsqu'il souffle long-temps; aussi a-t-on observé que par des raisons contraires, cette maladie ne se développe que difficilement dans les endroits secs et élevés, et dans les pays d'une chaleur tempérée, que rarement elle s'éloigne des bords de la mer, à moins qu'elle n'ait été importée, et dans ce cas elle ne fait pas de grands ravages; ce qui doit un peu nous rassurer. D'après ces observations il faut fuir sur les montagnes pour n'être pas atteint par l'épi-

démie. *De tous les moyens préservatifs celui-*
là est le plus sûr.

Cette fièvre est une maladie aiguë qui fait
périr la plus grande partie des malades.

Sa malignité varie dans les différentes épidémies, plus sa marche est rapide, plus elle est
meurtrière.

Le frisson accompagné d'un froid vif ; la douleur de tête vive et avec délire, les yeux rouges
et convulsifs, la perte de la vue, le bégaye-
ment ; les douleurs déchirantes de l'estomac avec
vomissement noir, sanguinolent et fétide, les
hémorragies sans soulagement, l'apparition de l'ic-
tère dans le début de la maladie, les taches
gangreneuses, le délire avec convulsion, le pouls
faible et intermittent, l'assoupissement profond,
avec difficulté de respirer doivent être rangés
dans la classe des symptômes fâcheux et dont le
plus grand nombre est mortel.

L'état contraire du malade peut présenter
quelques ressources pour son salut.

Curation.

CETTE maladie attaquant presque toujours, d'une manière prompte et inopinée, les organes internes , le sang et les autres fluides essentiels à la vie doit présenter au médecin le plus instruit de grandes difficultés à surmonter ; c'est donc à la malignité de la maladie , et à ses varriétés dans chaque épidémie qu'on doit attribuer l'insuffisance des moyens thérapeutiques employés jusqu'à ce jour , et leurs diversités. L'expérience et l'observation n'ayant encore admis aucune méthode ; le médecin prudent est nécessairement réduit à la cruelle nécessité d'employer un traitement prudent et peu actif , de combattre les symptômes prédominans dans chaque période de la maladie , et de se défier des prétendus spécifiques et des remèdes généraux.

Dans la première période, la maladie se présente généralement sous un aspect inflammatoire , accompagnée d'une irritation bien prononcée. Les remèdes anti - phloystiques et les calmans paraissent indiqués ; il faut cependant en user avec la plus grande prudence , car à cet état déréchisme succède facilement la débilitation toujours dangereuse. Les saignées chez les sujets sanguins , forts et jeunes , et sous un ciel brûlant

sont indiquées ; les boissons mucilagineuses et
acidulées , les fomentations émolientes sur le
ventre , les demi-lavemens , les anti-spasmodi-
ques, les bains tièdes et froids suivant les circonstances ; une diète sévère ont été employés
avec quelque succès ; les émétiques et les purgatifs ont été généralement regardés comme
nuisibles.

La débilitation , qui semble caractériser la seconde période , demande d'autres remèdes que
ceux employés dans les premiers jours, l'usage
des toniques et des cordiaux est indiqué. Le
quinquina jaune administré intérieurement et
extérieurement , les boissons légèrement spiri-
tueuses et amères.

CHAPITRE XXVI.

Les bains chauds aiguisés d'alcool , les frictions huileuses , ou faites avec des tranches de citron ; le musc , le camphre , le thé , enfin les vésicatoires , les synapismes appliqués sur différentes parties du corps.

Dans la troisième période , même traitement que dans la seconde ; on peut ajouter les frictions sèches , envelopper le malade dans une flanelle imbibée de liqueur spiritueuse , la nourriture solide , absolument interdite ; quelques tasses de bouillon léger et aiguisé d'un peu de suc de citron , s'il n'est pas rejeté , l'eau et un peu de vin , un jaune d'œuf délayé dans l'eau chaude et sucrée seront les seuls alimens. Il ne faudra pas forcer le malade à boire , si les vomissemens sont trop répétés.

La convalescence est longue , elle exige la continuation des remèdes qui ont paru réussir , mais en plus petite dose : la quantité et la qualité des alimens doivent fixer l'attention du médecin , ainsi que les forces digestives ; dès que le malade pourra être transporté , il faudra l'éloigner du lieu où règne la maladie ; l'habitation à la campagne et dans un endroit sec et élevé , est le plus grand *des moyens pour le rétablissement* de sa santé. On doit généralement user , dès l'invasion de la maladie , des précautions suivantes qui doivent être considérées comme les vrais remèdes préservatifs.

Fuir promptement l'endroit où règne l'épidémie , choisir pour habitation un pays montagneux , découvert , sec et exposé au nord ou à l'ouest.

Faire un exercice modéré , se garantir de la chaleur, bien aérer son appartement dans le milieu du jour , le parfumer , on peut tenter de temps en temps les fumigations acides , éviter le serein du matin et du soir , veiller à la propreté des appartemens et du linge , se laver quelquefois le corps avec de l'eau chaude , aiguisée de vinaigre ou d'eau-de-vie , manger sobrement et des alimens succulens , boire un peu de vin et du café , ne point se laisser abattre par la crainte et la tristesse , user modérément de tout , et vivre isolé.

FIN.

Fin de la Table.

ERRATA.

Page 1.re Au lieu de moissons; *lisez* maisons.

Page 14. Au lieu de qu'ils ne peuvent être produits ;
lisez, qu'ils peuvent être produits.

Page 68. Au lieu de suppuration tarit; *lisez*, suppuration paraît.

Page 88. Au lieu de quarantainadres ; *lisez*, quarantainères.

Page 142. Au lieu de sont au-dessus ; *lisez*, au-dessous.

9 782019 628598